Sindrome da congestione pelvica
Dolore pelvico cronico e disturbi venosi pelvici

Professor Mark S Whiteley

Tradotto da Dr Gabriele Bertoni
MD, PhD, MCPhleb

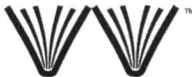

Whiteley Publishing

Pubblicato da Whiteley Publishing Ltd
Prima edizione tascabile del 2019
ISBN 978-1-908586-07-0

Prima edizione in Portoghese (Brasile) 2021
ISBN 978-1-908586-09-4

Prima edizione in Italiano 2025
ISBN 978-1-908586-13-1

Le informazioni contenute in questo libro sono state fornite dall'autore e sono state pubblicate dall'editore in buona fede.

Contenuti

Sindrome da congestione pelvica - Dolore Pelvico Cronico e Disturbi Venosi Pelvici

Prof Mark S Whiteley

Introduzione

Nel 2000, una paziente si presentò nella mia clinica con vene varicose recidive nella gamba destra. Questa paziente era la madre di un medico di famiglia locale e aveva già subito due interventi in precedenza, entrambi eseguiti sulla stessa gamba, da un chirurgo di vene varicose molto rinomato a Londra.

In quel periodo, avevo appena introdotto la chirurgia endovenosa nel Regno Unito, un trattamento chirurgico mini-invasivo in cui le vene vengono trattate bruciandole dall'interno con il calore anziché sfilandole tramite il cosiddetto stripping. Sebbene in quel momento non l'avessi ancora dimostrato, ero consapevole del fenomeno della ricrescita delle vene dopo la rimozione mediante stripping, noto come neovascolarizzazione o "rivascolarizzazione del canale safenico". Nelle nuove vene non si sviluppano le valvole necessarie portando la formazione istantanea di nuove vene varicose. Ci vollero altri sette anni prima che pubblicassi un articolo su questo argomento nel British Journal of Surgery.

Quando esaminai questa paziente mi sembrò ovvio, avendo visto così spesso quel fenomeno, che le sue vene varicose fossero ricomparse a causa dell'intervento di stripping e glielo dissi. La paziente si recò quindi nello studio accanto per consultare Judy Holdstock, il mio tecnico vascolare specializzato, che mi mostrò immediatamente i risultati di un test.

Nonostante fosse comunemente definita "tecnico vascolare" all'epoca, Judy aveva trascorso anni specializzandosi nelle vene insieme a me. Judy mi mostrò che lo stripping aveva avuto successo in questa paziente, senza segni di recidiva delle vene "strappate". Invece, le vene varicose recidive all'interno della coscia e del polpaccio non derivavano dalla solita area nell'inguine, ma dalle vene dell'interno coscia, vicino alla vulva e alla vagina.

Non convinta del motivo per cui ciò potesse accadere Judy ha eseguito un'ecografia pelvica. Questa ha mostrato grandi vene varicose nel bacino, che emergevano dal pavimento pelvico e fuoriuscivano dalle grandi labbra e dalla parte superiore della coscia. È stato grazie a questa paziente che è nato il mio interesse per le vene varicose pelviche. La nostra ricerca in questa affascinante area presso la The Whiteley Clinic sta ora progredendo da oltre 20 anni.

Durante questo periodo, abbiamo scoperto che queste varici pelviche sono quasi sempre causate da reflusso venoso pelvico (che spiegherò più avanti nel libro). Questo disturbo venoso pelvico e le vene varicose associate, sono le principali cause di vene varicose alle gambe nelle donne e in alcuni uomini. Abbiamo anche scoperto che possono causarle in vulva e vagina nelle donne (sapevamo già delle vene varicose intorno ai testicoli negli uomini) e che spesso sono associate alle emorroidi.

Abbiamo inoltre scoperto che il reflusso venoso pelvico può essere la fonte di dolore e di altri sintomi pelvici che sono raggruppati insieme sotto il termine "sindrome da congestione pelvica", scoprendo, strada facendo, che questa entità nosologica è praticamente ignorata dai ginecologi a discapito di molte delle loro pazienti.

Abbiamo sviluppato la metodica considerata ora "gold standard" per diagnosticare reflusso venoso e vene varicose pelviche, e per decidere di conseguenza il corretto trattamento. Abbiamo anche dimostrato che il trattamento può essere eseguito in anestesia locale come procedura ambulatoriale o in day-hospital, e abbiamo inaugurato un'unità dedicata a questo nella nostra clinica a Bond Street, Londra.

Quando ho iniziato a presentare la nostra ricerca nei primi anni 2000, non c'era praticamente alcun interesse per questo tipo di disturbo da reflusso venoso pelvico tra flebologi e chirurghi venosi. Tuttavia, nell'ultimo decennio, l'interesse è cresciuto esponenzialmente e ora ogni congresso flebologico ha almeno una sezione dedicata alla sindrome da congestione pelvica e al reflusso venoso pelvico. Di recente ho fatto parte del comitato internazionale che produce le linee guida cliniche UIP per l'indagine e il trattamento della sindrome da congestione pelvica, e queste linee guida sono state pubblicate nell'agosto 2019. Tuttavia, la stragrande maggioranza dei pazienti che ha questo problema è ancora ignorata dal sistema sanitario, poiché medici e infermieri nella maggior parte dei paesi ancora faticano a riconoscere l'esistenza di questa sindrome.

Questo libro è stato scritto per i pazienti che ne presentano sintomi, in una qualunque delle sue manifestazioni, per membri del pubblico interessati a queste condizioni mediche e per i vari professionisti della sanità che vogliono saperne di più su questa entusiasmante e crescente area della medicina.

Capitolo 1

Sindrome da congestione pelvica: è un problema reale?

Molte persone, inclusi medici e infermieri, non sanno realmente cosa sia la sindrome da congestione pelvica.

È scioccante sapere che la ricerca ha dimostrato che:

- Il 30% delle donne che frequentano ambulatori di ginecologia nel Regno Unito con dolore pelvico cronico soffre di sindrome da congestione pelvica. Tuttavia, pochissime di loro ricevono una diagnosi o un trattamento adeguati. Questa situazione è diffusa anche in molti altri paesi occidentali.

- Una donna su sei riscontra problemi di vene varicose alle gambe come diretta conseguenza della congestione pelvica. Purtroppo, pochissime di queste pazienti vengono esaminate o trattate da chirurghi specializzati in questi problemi, il che porta a ricomparsa delle vene varicose alle gambe anche dopo il trattamento delle sole varici superficiali. Questo fenomeno è uno dei principali motivi per cui i pazienti spesso pensano che le vene varicose siano ricorrenti.

- Le vene varicose della vulva e delle labbra e della vagina sono manifestazioni esterne della congestione pelvica ma la maggior parte dei ginecologi, medici di famiglia e ostetriche comunica alle pazienti che non esiste un trattamento efficace per questi problemi spesso rafforzando questa errata convinzione suggerendo che le vene varicose miglioreranno spontaneamente o consigliando, semplicemente, di indossare slip contenitivi.

- Le emorroidi sono frequentemente indicatori esterni di congestione pelvica ma vengono solitamente trattate, da chirurghi generali, solo come facenti parte dei problemi del sistema intestinale.

- Il varicocele, caratterizzato da vene varicose intorno ai testicoli negli uomini, rappresenta una manifestazione maschile della congestione pelvica ma viene tradizionalmente trattato dagli urologi. Inoltre, molti dei medici che tengono conferenze sulla congestione pelvica continuano ad insegnare che questa condizione riguarda esclusivamente le donne.

- Alcune delle ultime ricerche mostrano che gli uomini con disfunzione erettile, che assumono Viagra, potrebbero essere curati trattando le vene varicose pelviche, sindrome da congestione pelvica negli uomini.

- I pazienti che soffrono di sindrome da congestione pelvica spesso soffrono di sintomi che peggiorano la qualità di vita, che possono includere:

- pesantezza e dolore pelvico

- disagio nel rapporto sessuale

- sindrome dell'intestino irritabile

- vescica irritabile

- lombalgia

- dolore al basso ventre da un lato o dall'altro o entrambi

- dolore ad un fianco o all'anca

La sindrome da congestione pelvica può essere diagnosticata da uno specialista mediante una semplice ecografia (ecocolordoppler transvaginale secondo il Protocollo Holdstock-Harrison - vedi più avanti in questo libro). Se la congestione pelvica risulta essere la causa della sintomatologia del paziente, un trattamento relativamente semplice in anestesia locale può curare la condizione e i sintomi associati. Tuttavia, alla maggior parte delle pazienti non viene nemmeno offerta questa indagine e il relativo trattamento.

Quindi perché c'è una tale mancanza di conoscenza e comprensione sulla sindrome da congestione pelvica? La risposta a questa domanda si riduce alla formazione medica e infermieristica.

Cosa sanno la maggior parte dei medici e degli infermieri sulle problematiche venose

Quando si discute di problemi venosi con medici o infermieri, è probabile che pensino principalmente alle vene varicose o alla trombosi venosa profonda (TVP).

Se sollecitati, potrebbero menzionare che le vene varicose alle gambe si sviluppano a causa del malfunzionamento delle valvole, e attribuiranno questo malfunzionamento alla pressione addominale generata dal peso, alla gravidanza o alla stitichezza, nonostante ciò sia stato smentito da oltre 20 anni.

La maggior parte dei medici e dei chirurghi che trattano le vene varicose potrebbe non essere a conoscenza che le vene varicose alle gambe possano derivare da quelle pelviche o, se lo fosse, potrebbe non comprenderne pienamente l'importanza. Questo nonostante la ricerca dimostri che le vene varicose pelviche rappresentano una delle principali cause delle ricadute delle vene varicose dopo il trattamento.

Uno o due professionisti che tengono il passo con la letteratura scientifica potrebbero menzionare le ulcere venose alle gambe. Altri, potrebbero evidenziare che la maggior parte dei pazienti con ulcere alle gambe non riceve il trattamento adeguato. Questi spiegherebbero che medici e infermieri continuano a trattare le ulcere alle gambe con medicazioni e bendaggi compressivi, nonostante le prove scientifiche raccolte nelle linee guida internazionali ed i risultati di studi controllati randomizzati hanno confermato che tutti i pazienti con ulcere venose agli arti inferiori dovrebbero essere sottoposti ad ecocolordoppler venoso e a un trattamento endovenoso presso specialisti dedicati alle patologie venose. È stato dimostrato che questo approccio cura le ulcere venose delle gambe più velocemente della compressione e delle medicazioni e riduce il tasso di recidiva dell'ulcera venosa.

Ma poche infermiere o medici ne sono a conoscenza e ancor meno agiscono di conseguenza, preferendo seguire i trattamenti tradizionali per la gestione delle ulcere per mantenere la salute dei tessuti o affidandosi alle cure domiciliari per medicazioni e bendaggi compressivi.

Quando si introduce il concetto di sindrome da congestione pelvica, la maggior parte dei medici e delle infermiere sembra confusa o a disagio, e lo stesso vale per molti specialisti come i ginecologi.

Anche se si occupano quotidianamente di donne affette da dolore pelvico cronico, la stragrande maggioranza di questi specialisti non riconosce, non diagnostica né tratta la sindrome da congestione pelvica.

Al momento della stesura di questo testo, la sindrome da congestione pelvica non è elencata come possibile causa di dolore pelvico cronico sul sito web del Royal College of Obstetricians and Gynecologists nel Regno Unito. Infatti, le cause venose non sono nemmeno menzionate come possibili cause di dolore pelvico cronico, nonostante siano presenti nel 30% di queste pazienti.

Allora cosa succede a queste pazienti? Molte ricevono diagnosi errate, come ad esempio l'"endometriosi" o altre cause per il loro dolore pelvico, ad altre viene detto che non hanno alcun problema, lasciandole senza risposte o trattamenti adeguati per il loro dolore cronico.

La maggior parte dei medici e delle infermiere rimarrebbe sorpresa se venisse loro chiesto se le emorroidi sono un problema venoso, poiché solitamente indirizzano tali pazienti ai chirurghi dell'intestino.

Manifestandosi le emorroidi intorno all'ano può sembrare logico che siano i chirurghi intestinali a trattarle. Tuttavia, se aveste una vena varicosa sul ginocchio, sarebbe sensato rivolgersi a un ortopedico per un trattamento? Ovviamente no.

La precisione della diagnosi e l'efficacia dei trattamenti dipendono dalla comprensione accurata della condizione clinica, che permette di indirizzare i pazienti allo specialista più idoneo, senza ritenere automaticamente che ogni disturbo in una specifica zona anatomica venga trattato dallo specialista di quella regione. Una volta identificata la causa sottostante, è possibile selezionare il professionista più adatto per la diagnosi e il trattamento. Un numero sempre maggiore di studi ha evidenziato che le emorroidi, caratterizzate da vene varicose protruse nel canale anale, sono associate alle vene varicose pelviche o alla sindrome da congestione pelvica.

Come in ogni nuovo ambito di interesse, i cosiddetti "esperti" sono spesso desiderosi di intervenire e discutere di un nuovo argomento, anche quando hanno una conoscenza limitata o superficiale. Attualmente, molti medici che si auto-definiscono specialisti nella sindrome da congestione pelvica stanno tenendo conferenze o scrivendo articoli sostenendo che questa condizione riguarda solo le donne che hanno partorito.

È assolutamente un'asserzione priva di fondamento. Non solo abbiamo trattato molte donne affette da congestione pelvica che non hanno mai avuto gravidanze, ma durante la loro formazione, ogni medico e infermiere, apprende che anche i maschi possono sviluppare varici intorno ai testicoli a causa di valvole venose difettose nella loro "vena testicolare", una condizione nota come varicocele.

Le donne hanno le ovaie invece dei testicoli. Tuttavia, a parte la posizione dell'ovaio nel bacino e del testicolo nello scroto, l'anatomia è sostanzialmente la stessa. Per ogni uomo con un varicocele (e sono decine di migliaia di pazienti operati ogni anno), c'è una donna che presenta un varicocele intorno all'ovaio. Questo è uno dei fattori basilari della sindrome da congestione pelvica. Pertanto, gli uomini soffrono degli stessi disturbi venosi delle donne, ma poiché il problema è visibile esternamente negli uomini, spesso non viene riconosciuto come tale.

Quindi, come può uno specialista che comprende veramente la materia dire che è un problema limitato alle donne che hanno avuto figli?

Anche gli specialisti più aggiornati stanno solo ora cominciando a prendere coscienza delle più recenti ricerche che evidenziano il legame tra le vene varicose pelviche negli uomini e la disfunzione erettile.

Considerando l'insieme di tutte queste condizioni, i disturbi venosi stanno causando problemi a circa il 50-80% della popolazione adulta. Il problema principale è che molti medici e infermieri non riconoscono tali disturbi perché non sono stati adeguatamente istruiti sulle patologie venose e non ne comprendono appieno le implicazioni.

Perché i disturbi venosi vengono ignorati o male interpretati?

Fondamentalmente, pochi medici e infermieri mostrano interesse per i disturbi venosi e le relative condizioni cliniche da essi causate. Inoltre, nel Regno Unito, non esiste una formazione formale sui disturbi venosi nei curricula attuali delle scuole di medicina.

Di recente, una giovane dottoressa è venuta da me per curare le varici alle gambe. Le ho chiesto perché avesse scelto di vedermi invece di rivolgersi a uno dei chirurghi locali specializzati nel trattamento delle vene varicose, essendo una studentessa di medicina avrebbe certamente avuto contatti con diversi specialisti presso l'ospedale universitario in cui ha studiato. La sua risposta mi ha sorpreso: mi ha detto che, durante i suoi cinque anni di studi di medicina, aveva ricevuto una sola lezione di un'ora sulle vene varicose! Inoltre, il docente non si era nemmeno presentato per tenere la lezione, mandando al suo posto uno specializzando.

Il giovane collega si era scusato con gli studenti, spiegando che non sapeva nulla delle vene varicose né del loro trattamento.

Aveva caricato le diapositive che il docente gli aveva dato e poi le aveva presentate, leggendo il testo. Tutto ciò che era mostrato nelle diapositive era l'anatomia più elementare che si pensava fosse associata a vene varicose delle gambe (ormai obsoleta da anni) e il trattamento mediante stripping.

Poiché questa studentessa di medicina era già venuta a uno dei miei corsi era ben consapevole che questo tipo di chirurgia a cielo aperto, eseguita in anestesia generale, era obsoleta e portava anche a tassi elevati di recidiva.

Il problema principale è lo scarso interesse, se non addirittura la sua totale assenza, per i disturbi venosi e il relativo trattamento nel settore pubblico. Molti ritengono che le vene varicose siano un "problema estetico" e quindi dovrebbero essere affrontate nel settore privato. Tuttavia, la maggior parte dei medici che lavorano nel settore privato si è formata nel settore pubblico e molti continuano a lavorarvi, dedicandosi al settore privato solo per uno o due turni settimanali o nei fine settimana. Di conseguenza, anche se il trattamento viene erogato privatamente, la maggior parte dei medici che operano negli ospedali pubblici ha ancora scarso interesse o conoscenza limitata in materia.

Fortunatamente, alcuni di noi hanno riconosciuto questa lacuna e hanno scelto di specializzarsi nel campo delle vene. Ho fondato personalmente il Collegio di Flebologia che offre corsi, pubblica libri (come questo) e organizza una conferenza annuale per medici di tutto il mondo interessati a specializzarsi nelle malattie venose.

È incoraggiante sapere che esiste un gruppo di specialisti provenienti da tutto il mondo che si riunisce regolarmente per condividere informazioni, insegnare ai partecipanti e pubblicare ricerche per migliorare la comprensione e la pratica nella flebologia dei disturbi venosi. La revisione reciproca delle ricerche tra pari contribuisce ulteriormente a garantire che la scienza della flebologia continui a progredire, garantendo così benefici tangibili per i pazienti.

Detto questo, possiamo ora concentrarci sull'argomento di questo libro.

Malattia venosa o disturbo venoso?

Prima di immergerci nella comprensione della sindrome da congestione pelvica e dei disturbi venosi pelvici, è importante considerare l'uso dei termini 'malattia venosa' o 'disturbi venosi'.

Questi due termini possono essere utilizzati in modo intercambiabile, poiché 'malattia' può indicare qualsiasi anomalia che influisce sulla struttura e/o sulla funzione di un organismo normale.

Tuttavia, è più comune considerare una 'malattia' come qualcosa che si acquisisce, mentre un 'disturbo' come qualcosa che smette di funzionare correttamente.

Anche se uso spesso il termine 'malattia venosa', per mantenere coerenza in questo libro, preferirò utilizzare 'disturbo venoso'.

Nel corso di questo libro, mi concentrerò sulla sindrome da congestione pelvica e sul suo legame con il dolore pelvico cronico e i disturbi venosi pelvici.

Capitolo 2

Vene delle gambe e vene pelviche - Concetti

Gran parte della mia vita nel campo della medicina è trascorsa meravigliandomi di come molti medici e infermieri intelligenti non mettano in discussione ciò che è stato loro insegnato. Durante il nostro percorso di studi, riceviamo insegnamenti dai nostri 'maestri, i quali a loro volta venivano istruiti dai loro predecessori.

Sebbene questo sistema sia eccellente nel trasmettere esperienza e conoscenza, spesso impedisce a molti professionisti medici e infermieri di porsi una semplice domanda: 'è davvero corretto?'

Il motivo per cui ho sempre amato la ricerca scientifica è proprio questo: ci permette di porci quella domanda. Quando una nuova tecnologia diventa disponibile o vengono pubblicate nuove informazioni, ci impegniamo a riesaminare ciò che ci è stato insegnato e ciò che è stato accettato come verità indiscutibile per chiederci se sia tutto ancora vero.. Spesso, ci rendiamo conto che non è così.

L'ingente mole di informazioni che i medici e gli infermieri devono assimilare durante il loro percorso di studi spesso li rende incapaci di dedicare tempo a riflettere su concetti semplici da soli.

Uno dei concetti più elementari riguardanti la sindrome da congestione pelvica e le vene varicose delle gambe è il seguente: il flusso sanguigno venoso è diretto verso il cuore, e questo principio è cruciale per comprendere cosa accade quando qualcosa non funziona correttamente.

Per analizzare questo, iniziamo considerando il flusso del sangue venoso

Le arterie portano il sangue dal cuore ai tessuti del corpo, veicolando ossigeno e sostanze nutritive. Le vene riportano il sangue dai tessuti, portando i prodotti di scarto del metabolismo dei tessuti a fegato, polmoni e reni.

Il flusso sanguigno arterioso non è un problema perché il cuore pompa sangue con una pressione molto alta. Il sangue scorre da un luogo di alta pressione a un luogo di bassa pressione lungo un cosiddetto "gradiente di pressione".

Pertanto, il sangue arterioso non ha problemi ad arrivare alle estremità - le mani, i piedi e la testa.

Una volta che il sangue è stato distribuito ai tessuti e ha attraversato i capillari, la sua pressione residua diventa estremamente bassa. Di conseguenza, il gradiente di pressione dai capillari al cuore è minimo. Questo significa che il sangue venoso può tornare passivamente al cuore da tutte le parti del corpo solo quando il corpo è in posizione orizzontale.

In posizione eretta o seduta il sangue venoso può fluire verso il cuore dalla testa, poiché la gravità agisce nella stessa direzione del gradiente di pressione, facilitando il reflusso venoso verso il cuore.

Allo stesso modo, il sangue venoso può tornare al cuore dalle mani e dalle braccia, poiché sono approssimativamente allo stesso livello del cuore.

Il problema del ritorno venoso si presenta principalmente nelle vene posizionate al di sotto del livello del cuore. Il basso gradiente di pressione non è sufficiente per far risalire il sangue nelle vene contro la forza di gravità quando ci si trova in posizione eretta o seduta. Quindi, affinché il sangue venoso possa tornare al cuore dai piedi, dalle gambe e dal bacino, è necessario intervenire per superare la forza di gravità.

Questo è lo sfondo della nostra analisi.

Il ritorno venoso al cuore dalle gambe e dal bacino

Per comprendere i concetti, useremo una serie di schemi molto semplici. Il primo è rappresentato nella Figura 1.

Si tratta di una rete di vene che inizia nei tessuti, raccoglie il sangue dai capillari e lo trasporta fino al cuore. Per semplificare, possiamo

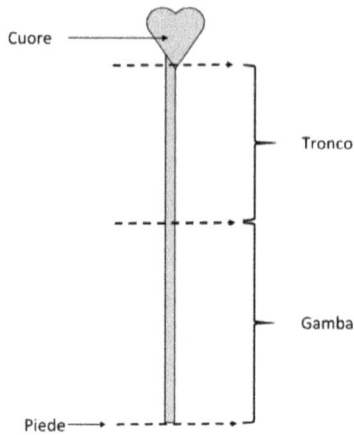

Fig 1

Cuore

Tronco

Gamba

Piede

Figura 1: modello semplificato per comprendere il flusso sanguigno venoso nel corpo umano. Questo mostra concettualmente una singola vena che va dal piede al cuore, attraverso la gamba e poi su attraverso il corpo.

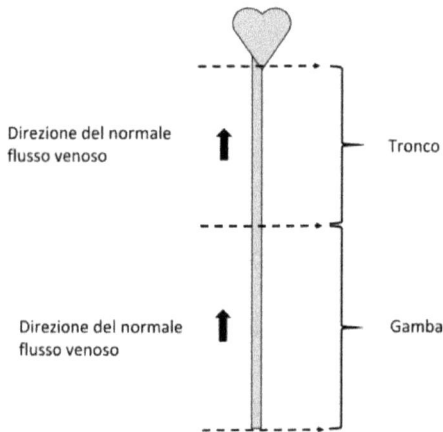

Fig 2

Direzione del normale flusso venoso

Tronco

Direzione del normale flusso venoso

Gamba

Figura 2: Lo stesso modello venoso semplificato che mostra la direzione del normale flusso sanguigno venoso quando i muscoli delle gambe si contraggono, pompando il sangue verso l'alto contro la gravità.

immaginare che ci sia un'unica vena che parte dal piede (vedi Figura 1). Questa vena percorre la gamba, attraversa il bacino, passa attraverso l'addome e infine arriva al cuore. Tuttavia, dato che il sangue venoso deve fluire contro la gravità, quando si è in piedi, come già discusso, ciò non è possibile. In posizione eretta, la pressione nel sangue venoso è sufficiente solo per far salire il sangue dal piede fino appena sopra le caviglie.

Di conseguenza, è necessario pompare il sangue in queste vene contro la forza di gravità (vedi Figura 2). A questo scopo, abbiamo una serie di pompe altamente efficienti nel piede e nella gamba che si attivano in modo coordinato durante il movimento e soprattutto quando camminiamo. C'è una pompa nel piede, due pompe nel polpaccio e una nella coscia. Alcuni ricercatori affermano che ci sono più di queste quattro pompe, ma anche se così fosse, il principio è lo stesso.

Quando camminiamo, il sangue viene pompato in modo coordinato dal piede, su attraverso la gamba e nel bacino. Una volta nel bacino, una combinazione di inerzia, di sangue pompato dall'altra gamba e di movimenti respiratori completano il processo di pompaggio, facendo in modo che il sangue venoso ritorni al cuore.

Tuttavia, se ci fermiamo, o quando i muscoli delle gambe si rilassano tra un passo e l'altro, sarebbe logico pensare che il sangue possa ricadere nelle vene verso i piedi a causa della forza di gravità. Pertanto, il secondo essenziale elemento della pompa venosa è la presenza di valvole all'interno delle vene. Queste valvole unidirezionali si aprono quando il sangue scorre verso l'alto attraverso le vene, ma si chiudono non appena il sangue ricade su di esse (Figura 3).

Queste valvole si trovano ogni 8-10 cm nelle vene delle gambe. Sono costituite da semplici "foglietti" accoppiati di tessuto sottile, dette cuspidi valvolari, che sono attaccati alla parete venosa in una "sacca" a terminazione cieca, molto simile alle tasche di un cappotto. Non si muovono attivamente da sole, ma si aprono e si chiudono a causa del flusso sanguigno al loro interno. Quando il sangue scorre verso l'alto attraverso la vena, le valvole vengono forzate ad aprirsi, spingendo i lembi valvolari contro la parete venosa (Figura 3B). Quando il sangue inizia a ricadere giù per la forza di gravità, esso viene catturato dalla parte superiore del lembo valvolare, allontana i lembi della valvola dalla

Fig 3

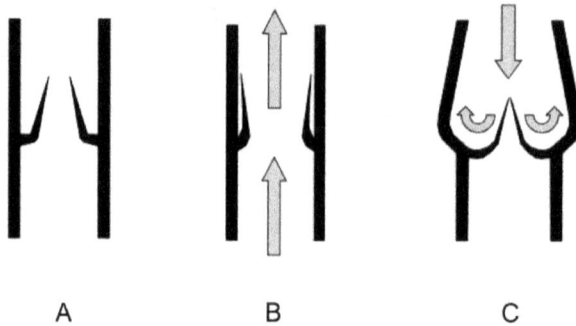

A   B   C

Adattata da: "Understanding Venous Reflux: The Cause of
Varicose Veins and Venous Leg Ulcers " - ISBN: 978-1908586001

Figura 3: Semplice schema di una valvola venosa e di come funziona. Ogni valvola ha 2 cuspidi che agiscono come "tasche" attaccate all'interno della parete venosa. La parte aperta della tasca è rivolta verso l'alto (A). Quando il sangue venoso viene pompato nella gamba, il sangue spinge i lembi della valvola contro la parete venosa (B). Tuttavia, quando i muscoli delle gambe si rilassano, il sangue ricadendo nella vena, apre il lembo della valvola allontanandolo dalla parete, e chiudendo effettivamente la valvola (C).

parete venosa e viene fermato nelle "tasche". I due lembi della valvola si aprono, riempiendosi di sangue come delle tasche ripieni di dolci, e occludono completamente la vena (Figura 3C). Questo impedisce al sangue di ricadere nella vena stessa. Questo processo è pienamente spiegato nel mio libro "Understanding venous reflux: the cause of varicose veins and venous leg ulcers" (ISBN: 978-1-908586-00-1).

Per quanto riguarda questo concetto, abbiamo solo bisogno di considerare che il sangue è pompato dal piede al cuore. Lungo tutto questo percorso venoso, altre vene laterali o "affluenti" si uniscono a queste vene principali, portando sangue venoso dagli organi e dai tessuti circostanti. Questi potrebbero essere muscoli o ossa delle gambe o organi nel bacino e nell'addome. Poiché la maggior parte di questi ha valvole al loro interno, il sangue scorre solo dai tessuti o dagli organi alle vene principali e poi ritorna al cuore.

Tuttavia, il problema si presenta quando questo sistema si rompe e il flusso venoso è alterato.

Il problema più comune che causa la rottura del sistema è il fallimento del funzionamento delle valvole nelle vene. Quando ciò accade, il sangue può ricadere nella vena colpita nel verso sbagliato (Figura 4). Questo è chiamato reflusso venoso e si dice che la vena è "incompetente".

Insufficienza valvolare e reflusso venoso

Quasi tutti hanno sentito parlare di vene varicose. Le vene varicose sono una condizione molto comune e, a seconda della ricerca che si legge, affligge tra il 20 e il 40% della popolazione adulta.

La maggior parte delle persone sa che avere le vene varicose è qualcosa che ha a che fare con valvole difettose nelle vene delle gambe, anche se la maggior parte delle persone non può immaginare cosa significhi nella vita reale.

Fig 4

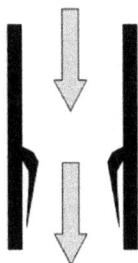

Adattata da: "Understanding Venous Reflux: The Cause of Varicose Veins and Venous Leg Ulcers " - ISBN: 978-1908586001

Figura 4: Schema semplice di una valvola venosa non funzionante. Quando una valvola venosa non funziona, i lembi valvolari non agiscono come tasche e il sangue che cade nella vena può scorrere verso il basso, attraverso la valvola guasta. Sia la valvola che questa sezione di vena si chiama" incompetente".

Quando le valvole in una vena della gamba si guastano, si dice che una vena è "incompetente" (Figura 4). Ciò significa che il sangue, che è stato pompato in una vena incompetente durante una contrazione muscolare, ricade nella stessa vena quando i muscoli si rilassano. È il fallimento delle valvole all'interno della vena che non fermano il flusso e che permettono al sangue di refluire lungo la vena verso il piede. Il fatto che il sangue refluisca nel verso sbagliato lungo la vena è ciò che risulta nella vena chiamata incompetente.

Se l'unico sangue che refluisce in una vena incompetente fosse lo stesso sangue appena pompato dalla contrazione muscolare, causerebbe qualche problema ma non sarebbe disastroso.

Tuttavia, il motivo per cui il disturbo da reflusso venoso progredisce e può causare così tanti danni, come la comparsa di una infiammazione alla caviglia o addirittura di una ulcerazione venosa, è che una vena incompetente può anche lasciare che il sangue, che è già stato pompato nell'addome e nel bacino da altre vene competenti nella gamba, entri e refluisca giù (Figura 5) facendo sì che il volume di sangue venoso che refluisce lungo una vena della gamba incompetente sia molto più del volume di sangue che era stato pompato inizialmente.

Quando i muscoli della gamba si contraggono, la pressione all'interno delle vene dell'arto inferiore aumenta e così il sangue venoso scorre verso l'alto, attraverso tutte le vene delle gambe e nelle vene pelviche (Figura 5A). Quando i muscoli si rilassano, il sangue non può refluire nelle vene competenti in cui le valvole si sono chiuse, ma può scendere nella vena incompetente, perché le valvole non funzionanti consentono al sangue di refluire a causa della gravità (Figura 5B). Così, anche se la quantità di sangue che sale da sola in una vena potrebbe non essere molto, quando diventa incompetente, volumi molto maggiori possono finire per refluire giù.

Gli effetti del reflusso venoso includono la dilatazione delle pareti venose (vene varicose) e l'infiammazione, che può causare dolore e danni ai tessuti al di sotto del livello di reflusso. Col passare del tempo, se il reflusso non viene fermato, le vene possono continuare a dilatarsi, consentendo a quantità crescenti di sangue di refluire, peggiorando i sintomi e i segni del disturbo venoso.

Fig 5

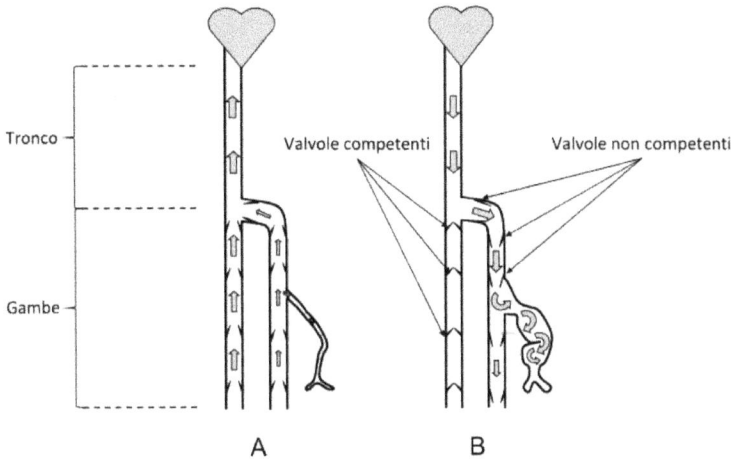

Figura 5: Schema che mostra come il sangue venoso scorra dalle vene delle gambe alle vene pelviche e addominali quando i muscoli delle gambe si contraggono (A). Quando i muscoli si rilassano, le valvole funzionanti fermano la caduta del sangue nelle vene competenti, ma le valvole incompetenti (o "non funzionanti") lasciano che il sangue refluisca lungo la vena incompetente (B). Poiché c'è un bel serbatoio di sangue venoso nelle vene pelviche e addominali che viene pompato da tutte le vene delle gambe, c'è un grande volume di sangue che può refluire nella vena incompetente.

Ecco come il reflusso venoso provoca sintomi e segni in pazienti che hanno questo problema. Nel reflusso venoso delle gambe, spesso vediamo i risultati di questa insufficienza come vene sporgenti sulla superficie (vene varicose), gonfiore della caviglia, eczema venoso o macchie rosse e marroni intorno alla caviglia e, se non trattate in tempo, piaghe aperte chiamate ulcere venose delle gambe intorno alle caviglie.

Tutto questo è abbastanza ben compreso dagli specialisti in chirurgia venosa ed è per questo che la maggior parte delle ulcere venose delle gambe ora può essere curata con una chirurgia venosa superficiale. Questo è l'argomento del mio libro "Leg Ulcer Treatment Revolution" (ISBN: 978-1-908586-05-6).

Quindi, come si collega questo alla sindrome da congestione pelvica, dolore pelvico cronico e disturbi venosi pelvici?

Per capire questo, dobbiamo prendere gli stessi concetti che abbiamo appreso sulle vene delle gambe e applicarle al prossimo tipo di vene nel percorso verso il cuore.

Reflusso venoso nelle vene pelviche

La maggior parte dei medici e degli infermieri si sentirà relativamente a suo agio con le spiegazioni di cui sopra relative alle vene delle gambe eppure non riconoscono, né comprendono, il reflusso venoso pelvico. Per mostrare quanto questo sia strano, useremo il semplice modello derivato da quello che abbiamo visto prima.

Modello semplice di reflusso venoso – vene delle gambe

Se torniamo al concetto base della vena che scorre dal piede al cuore (Figura 1) e che il sangue viene pompato dal piede al cuore attraverso una contrazione muscolare (Figura 2), non ci resta che immaginare il destino di una singola cellula del sangue che passa lungo questo percorso.

Pensiamo a una cellula del sangue che parte dal piede. In un sistema funzionante come in Figura 2, verrà pompato fino al cuore senza nessun problema. Tuttavia, se il paziente ha delle vene incompetenti nella gamba, la cellula del sangue può uscire dal sistema profondo, entrare nella vena incompetente del sistema venoso superficiale, e tornare indietro verso la caviglia.

La maggior parte dei medici e degli infermieri sarà in grado di dirti che se il sangue venoso refluisce nelle vene incompetenti derivanti dall'inguine o da dietro il ginocchio, questo è chiamato rispettivamente reflusso della grande safena o piccola safena (Figura 6). Queste sono le due più note cause di vene varicose e disturbi da reflusso venoso della gamba.

La maggior parte dei chirurghi vascolari (cioè "arteriosi") o altri medici generici che trattano le vene varicose, tendono a pensare che queste due vene safene siano le sole vene importanti coinvolte nello sviluppo delle vene varicose e dei disturbi da reflusso venoso dell'arto inferiore. Quindi la maggior parte di questi medici, che non sono specializzati in disturbi venosi, eseguono le loro indagini con l'ecocolordoppler e controllano e trattano solo queste due vene safene.

Tuttavia, quelli di noi specializzati in chirurgia venosa sanno che nella gamba ci sono circa 150 vene perforanti, che prendono il sangue dalle vene superficiali e, attraverso il muscolo, entrano nelle vene profonde.
Sono chiamate "vene perforanti" perché perforano lo strato di "fascia" (tessuto connettivo) che circonda il muscolo.

Se le valvole in una di queste vene perforanti non funzionano, allora le vene perforanti possono diventare incompetenti. Dato che sono brevi e potenzialmente orizzontali, non c'è gradiente di pressione per far sì che il reflusso venoso sia dovuto alla gravità. Pertanto, molti medici non specialisti non considerano queste vene.

Tuttavia, la nostra ricerca nel corso degli anni ha dimostrato che le vene perforanti incompetenti sono una causa significativa di vene varicose, eczema venoso e ulcere venose delle gambe. È facile capirne il motivo usando questo stesso semplice modello.

Quando i muscoli delle gambe si contraggono durante la camminata, la pressione nelle vene profonde aumenta bruscamente, al fine di pompare il sangue dalle gambe al cuore contro la gravità.

Le vene superficiali sotto la pelle sono all'esterno del muscolo, quindi non c'è nessun cambiamento di pressione in queste vene durante la contrazione. C'è però un brusco e grande gradiente di pressione dalle vene profonde a quelle superficiali. Normalmente i due sistemi sarebbero separati dalle valvole delle vene perforanti competenti.

Tuttavia, se le valvole non funzionano correttamente, il sangue venoso può schizzare verso l'esterno a causa dell'alta pressione attraverso queste vene perforanti incompetenti.

Sebbene il volume di sangue che schizza verso l'esterno attraverso una vena perforante insufficiente potrebbe essere piccolo, la velocità del getto di sangue è alto. Siccome l'energia è legata più alla velocità che alla quantità di sangue che schizza verso l'esterno (dalla fisica scolastica: energia cinetica = ½ massa x velocità^2), l'energia di questo reflusso venoso perforante, colpendo vene e tessuti nella parte inferiore della gamba, può causare la comparsa di vene varicose in questa zona, e una considerevole infiammazione della pelle e dei tessuti.

Quindi, tornando alla nostra considerazione su dove la nostra cellula del sangue potrebbe uscire dalle vene profonde e refluire nelle vene superficiali, e quindi tornare verso il piede, possiamo anche aggiungere che, oltre alle vene safene incompetenti, nella gamba ci possono essere anche vene perforanti incompetenti.

Semplice modello di reflusso venoso – vene pelviche

Poiché le vene varicose sono così ben note e la gamba è fatta di ossa circondate da muscoli, con grasso sottocutaneo e pelle attorno ad esso, i medici sono abbastanza a loro agio con il trattamento delle vene della gamba. Loro non pensano che trattare queste vene sia "pericoloso" o che ci siano strutture vitali che potrebbero essere danneggiate durante il trattamento. Così, nonostante dobbiamo insegnare tutto sulle vene perforanti incompetenti ai chirurghi non specializzati che vogliono trattare le vene varicose, non è difficile per loro apprendere queste nuove informazioni.

Tutto cambia quando arriviamo alle vene pelviche.

Da un semplice punto di vista concettuale, se non sei stato indottrinato dalla scuola di medicina e dalla formazione medica, è tutto abbastanza ovvio. Tornando al nostro semplice modello (Figura 6), il nostro globulo sanguigno passa dal piede all'inguine, può refluire dalle vene profonde attraverso una qualsiasi delle vene delle gambe incompetenti di cui abbiamo già discusso. Per la maggior parte dei medici che tratta le vene varicose, questa è la fine della storia.

Tuttavia, anche una semplice conoscenza del corpo mostra che questi medici stanno ignorando tutte le vene sopra l'inguine.

Mentre la cellula del sangue scorre dall'inguine al cuore, deve passare attraverso le vene del bacino e dell'addome. Proprio come nella gamba, ci sono vene che si uniscono al sistema profondo e che, se sono incompetenti, possono consentire alle nostre cellule del sangue di refluire fuori dal sistema profondo e cadere verso il basso a causa

Fig 6

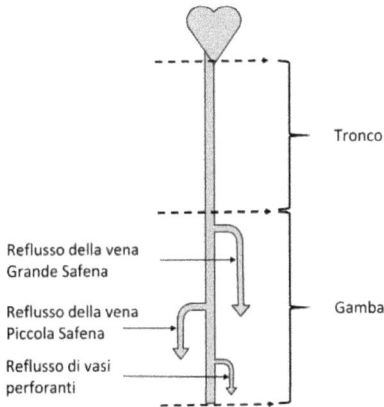

*Figura 6: Modello semplice di reflusso venoso superficiale nella gamba.
Il sangue dal sistema profondo può refluire nelle vene superficiali
incompetenti come le grandi e piccole safene e le vene perforanti.
Queste fonti di reflusso venoso superficiale sono ben riconosciute dalla
maggior parte dei chirurghi che trattano le vene varicose (anche se molti
ignorano le vene perforanti incompetenti).*

della forza di gravità (Figura 7).

Nella pelvi inferiore, ci sono due vene iliache interne (sinistra e destra), e, nell'addome, ci sono due vene gonadiche (sinistra e destra). Vedremo la reale anatomia di queste vene più tardi. La vena gonadica riporta il sangue dalla gonade verso il cuore. Nella donna è chiamata vena ovarica, e nell'uomo è chiamata vena testicolare.

Come puoi vedere dalla Figura 7, non c'è alcuna sostanziale differenza tra il reflusso venoso nella gamba o nell'addome e nella pelvi. È tutto sangue che refluisce dalle vene profonde nelle vene periferiche incompetenti. Tutte queste vene normalmente dovrebbero far passare il sangue nella vena profonda ma il mal funzionamento delle valvole ne causa il reflusso.

Il problema per medici e infermieri è che quando il reflusso venoso è all'interno della cavità del corpo diventa "pericoloso".

Fig 7

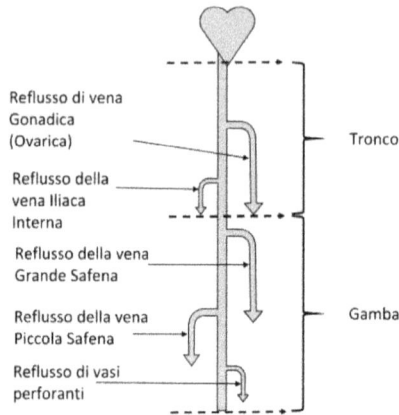

Figura 7: Utilizzando lo stesso semplice modello, si può vedere che non c'è nessuna differenza concettuale tra il reflusso venoso delle gambe riguardante le vene safene o perforanti, e il reflusso venoso pelvico riguardante le vene gonadiche e iliache interne incompetenti. Nonostante ciò, queste ultime non sono note alla maggior parte dei medici che curano le vene varicose!

La possibilità di trattare le vene varicose alle gambe offre un certo sollievo. La loro vicinanza alla superficie cutanea facilita sia l'applicazione di una pressione in caso di necessità, sia l'intervento chirurgico diretto.

Al contrario, le vene all'interno dell'addome e del bacino si trovano dietro l'intestino e gli organi della cavità addominale. Si trovano "in profondità" all'interno del corpo e non sorprende se questo rende medici e infermieri più ansiosi su qualsiasi trattamento. Inoltre, a meno che non stiano causando vene varicose esterne da vedere, come un varicocele attorno a un testicolo, una vena varicosa della vulva o delle labbra, o un'emorroide, non sono nemmeno visibili. Medici e infermieri trovano molto difficile capire e diagnosticare cose che non possono vedere.

Per questo motivo, la sindrome da congestione pelvica è stata a lungo trascurata. I suoi sintomi, spesso confusi con quelli di altri disturbi, hanno portato a sottovalutarne la natura vascolare.

Quindi le emorroidi sono trattate da chirurghi intestinali, i varicoceli sono trattati da urologi e vene varicose delle labbra e della vulva sono in gran parte ignorate da ostetriche e ginecologi.

Ora che abbiamo esplorato il concetto di base del perché il reflusso venoso nelle vene pelviche è molto simile al reflusso venoso nelle vene delle gambe, possiamo osservare l'anatomia delle vene pelviche in modo più dettagliato. Una volta capito come l'anatomia delle vene pelviche è coinvolta nella sindrome da congestione pelvica, sarà più facile parlare dei sintomi e dei segni che può causare, come può essere diagnosticata e come può essere trattata.

Capitolo 3

Vene pelviche - Nomi e posizioni

Il campo di studio che si occupa dei nomi e delle posizioni delle strutture nel corpo è noto come "anatomia". Tuttavia, spesso molte persone si scoraggiano dal leggere un capitolo se lo si intitola semplicemente "anatomia". Questo termine può essere considerato piuttosto arido e meno interessante rispetto all'approfondimento della sindrome da congestione pelvica stessa.

Tuttavia, diventa difficile discuterne, per spiegare i problemi che può causare e come possiamo trattarla, senza avere un quadro chiaro della posizione delle diverse vene che possono essere coinvolte.

Pertanto, questo capitolo fornirà una descrizione semplice della disposizione delle vene pelviche sia nel maschio che nella femmina.

Se al momento non sei interessato a leggere dettagliatamente questa parte non c'è problema, puoi semplicemente passare al prossimo capitolo. Tuttavia, tieni presente che potresti dover ritornare a questo capitolo in qualsiasi momento durante il resto del libro, per capire di quali vene stiamo discutendo.

Vene pelviche in generale

La disposizione delle vene pelviche è molto simile nell'uomo e nella donna. Infatti, l'unica differenza tra i due sono le vene dalle ovaie o dai testicoli. Poiché le ovaie e i testicoli sono "gonadi", queste vene sono collettivamente chiamate "vene gonadiche".

Nella figura 8 viene presentata la disposizione generale delle vene nel bacino, tuttavia non include l'estremità inferiore delle vene gonadiche. È proprio l'estremità inferiore delle vene gonadiche a variare tra maschi e femmine. Pertanto, questa figura rappresenta la configurazione generale dell'essere umano senza evidenziare le differenze tra i sessi, che saranno discusse successivamente.

Nonostante possa sembrare più logico descrivere le vene dall'alto

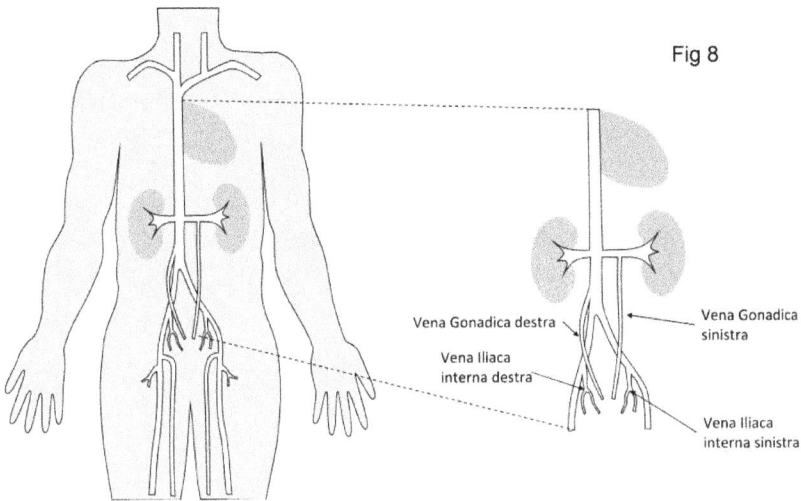

Fig 8

Vena Gonadica destra
Vena Gonadica sinistra
Vena Iliaca interna destra
Vena Iliaca interna sinistra

Figura 8: Schema che mostra il modello generale delle vene pelviche rilevanti per la sindrome da congestione pelvica nell'essere umano. Nessun dettaglio è mostrato all'estremità inferiore della vena gonadica poiché la configurazione generale è la stessa in entrambi i sessi.

verso il basso, faremo l'opposto. Questa scelta è dettata dal fatto che il flusso sanguigno venoso risale attraverso le vene verso il cuore.

Non ci addentreremo nelle diverse vene delle gambe, di cui si occupano dettagliatamente altri miei libri su vene varicose e ulcere, perché non ci stiamo occupando dei problemi venosi che colpiscono gli arti inferiori, ma inizieremo dall'inguine.

Da ogni lato, il sangue venoso viene pompato fuori dalla gamba attraverso una singola vena chiamata vena femorale comune (Figura 9). Non appena questa vena della gamba entra nel bacino, cambia nome in vena iliaca esterna.

La vena iliaca esterna si unisce poi a una vena emergente dal sistema profondo all'interno del bacino, chiamata vena iliaca interna. La vena iliaca interna è l'ultima vena che raccoglie il sangue venoso dalla parete pelvica, dall'ano, dal retto inferiore, dalla vescica, dalla vagina nella donna e dalla prostata nell'uomo.

Quando le vene iliache interna ed esterna si uniscono su ciascun lato, diventano la vena iliaca comune. C'è una vena iliaca comune su ogni lato, la vena iliaca comune destra e sinistra.

Queste due vene poi si incontrano e quando si uniscono, diventano la vena cava inferiore. All'esterno, questo accade intorno al livello dell'ombelico.

La vena cava inferiore poi risale la parte posteriore dell'addome davanti alla colonna vertebrale. Si trova accanto all'aorta che è l'arteria principale del corpo.

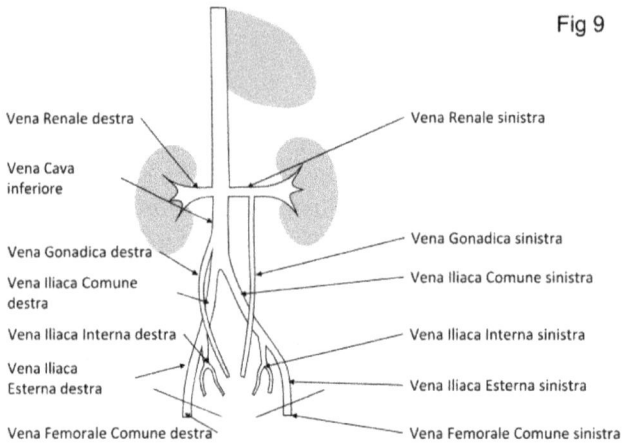

Figura 9: nomi delle vene pelviche.

Se per ora dimentichiamo le vene gonadiche, le prossime vene principali che sono importanti da conoscere sono le vene provenienti dai reni, chiamate vene renali. Ce n'è una a sinistra e una a destra. Quella a sinistra è più lunga di quella a destra perché l'aorta si trova tra la vena cava inferiore e il rene sinistro. Perciò, la vena renale sinistra scorre sulla parte anteriore dell'aorta e nella vena cava. Questo è un punto molto importante e vale la pena ricordarlo per dopo.

Una volta che le vene renali si sono unite alla vena cava inferiore, questa lascia l'addome, salendo nel torace e nel cuore.

Questa è la fine del suo corso.

Le vene gonadiche

Le vene gonadiche sono molto diverse dalla disposizione generale delle vene nel corpo. Generalmente, le vene entrano nel sistema venoso profondo abbastanza vicino al tessuto o all'organo che stanno drenando. Tuttavia, nel caso delle vene gonadiche, le gonadi si trovano in basso nel bacino o nello scroto, e le vene risalgono la parte posteriore della parete addominale e poi entrano nel sistema venoso profondo.

L'inserimento di queste vene nel sistema profondo è asimmetrico. A destra, la vena gonadica entra nella vena cava inferiore. A sinistra, l'aorta è d'intralcio, quindi la vena gonadica sinistra non può andare direttamente nella vena cava inferiore. Invece, scorre accanto all'aorta e drena direttamente nella vena renale sinistra. Come notato sopra, questa vena è più lunga della vena renale destra poiché scorre sulla parte anteriore dell'aorta. Pertanto, la vena gonadica sinistra drena nella vena renale prima di passare sopra l'aorta.

Se pensiamo all'effetto di questo sul flusso sanguigno venoso, possiamo vedere che il sangue venoso si unisce sia dalla vena renale sinistra che dalla vena gonadica sinistra, prima che la vena renale sinistra passi sopra l'aorta. Questo punto è molto importante nelle discussioni sulla sindrome da congestione pelvica, e su cosa succede se questa sezione di vena viene compressa.

Sebbene le vene gonadiche destra e sinistra non siano simmetriche nel loro percorso, questa asimmetria ha lo stesso schema sia nell'uomo che nella donna. Entrambi hanno la vena gonadica sinistra che va nella vena renale sinistra ed entrambi hanno la vena gonadica destra che drena nella vena cava inferiore.

In questa fase iniziale è importante notare che la vena gonadica sinistra è più lunga della vena gonadica destra.

Vedremo più avanti in questo libro che la vena gonadica sinistra è più spesso coinvolta nel disturbo da reflusso venoso. Si pensa spesso che ciò sia dovuto proprio alla sua maggiore lunghezza..

Siccome la vena renale sinistra passa anteriormente all'aorta, può essere schiacciata tra l'aorta e un suo ramo, che fuoriesce direttamente dall'aorta, chiamato arteria mesenterica superiore. Questa è una condizione rara che si chiama "Sindrome dello schiaccianoci" ed è una delle rare condizioni ostruttive che possono essere associate alla sindrome da congestione pelvica. Ne discuteremo più avanti nel libro.

Per ora, è importante solo vedere dove entrano queste vene nel sistema principale o profondo.

Potresti chiederti perché queste vene gonadiche sono così lunghe e tortuose rispetto ad altre vene del corpo. È ben accettato che la ragione di ciò è dovuta al modo in cui l'essere umano si sviluppa in grembo.

Nell'embrione, la gonade si forma molto vicino al rene. Man mano che l'embrione diventa feto e poi bambino, la gonade si abbassa nella parte posteriore dell'addome e nella pelvi. Mentre lo fa, si porta dietro l'arteria e la vena gonadica. Questo è essenziale per mantenere in circolo il sangue nella gonade. Tuttavia, ciò significa che sia l'arteria gonadica che la vena sono molto lunghe. Nella donna, la gonade rimane nella pelvi mentre nell'uomo dovrebbe uscire dall'addome e andare nello scroto. Se non succede, questa condizione viene chiamata "testicolo non disceso".

Ora che abbiamo dato uno sguardo alla disposizione generale delle vene pelviche, possiamo passare a esaminare le piccole differenze di configurazione tra uomo e donna.

Vene pelviche nella donna

Come puoi vedere nella Figura 10, è presente il modello di base delle vene pelviche nella donna. L'unica differenza è che le vene ovariche partono dalle ovaie che sono nella pelvi e scorrono relativamente dritte lungo la parte posteriore dell'addome. A destra, la vena ovarica entra nella vena cava inferiore. A sinistra, la vena ovarica entra nella vena renale sinistra.

La maggior parte dei medici e delle infermiere che imparano questa anatomia immaginano che questa vena sia come un "cul-de-sac". Poiché entra nel bacino durante la formazione del feto, potresti pensare che sia isolata e non comunicante con nessuna delle vene pelviche locali.

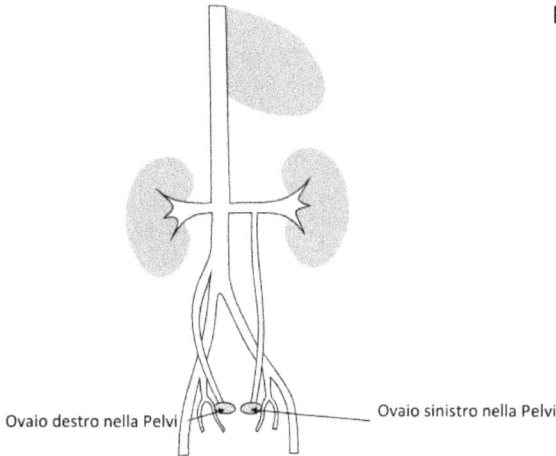

Fig 10

Ovaio destro nella Pelvi

Ovaio sinistro nella Pelvi

Figura 10: Posizione delle ovaie rispetto alle vene ovariche (gonadiche) nella donna.

Tuttavia, per ragioni non ancora completamente comprese, la ricerca ha evidenziato la presenza di numerose connessioni tra la vena ovarica e altre vene della pelvi. In effetti, si è scoperta una rete molto complessa di vene che collega le vene ovariche inferiori a molte altre vene nella pelvi. Questa rete di vene circonda gli organi pelvici, come il retto, l'utero, la vagina e la vescica, nonché la parete pelvica.

L'importanza di questo diventerà chiara più avanti in questo libro quando discuteremo i sintomi e i segni della sindrome da congestione pelvica e come possono essere causati dalle vene varicose pelviche.

Vene pelviche nel maschio

Confrontando la Figura 11 con il precedente modello femminile delle vene pelviche (Figura 10), si possono notare le differenze tra i due sessi. Mentre le ovaie si fermano nel bacino vicino all'utero, nell'uomo, i testicoli continuano a scendere proprio fuori dal bacino. C'è un passaggio che passa attraverso il muscolo nella parte inferiore della parete addominale chiamato "canale inguinale". A patto che discenda normalmente, nel feto e nel bambino appena nato, il testicolo passa giù attraverso la pelvi, uscendo dalla parete addominale tramite il canale inguinale e si ferma in una sacca chiamata scroto.

Come con l'ovaio, l'arteria e la vena gonadica seguono la gonade. Nell'uomo queste sono chiamate arteria e vena testicolare.

Una volta ancora, potresti pensare che la vena testicolare sia una lunga vena senza collegamenti con il bacino. Tuttavia, la ricerca pubblicata dalla "The Whiteley Clinic" ha dimostrato che non è così. Abbiamo dimostrato che se le vene testicolari perdono le loro valvole e diventano vene varicose, questo può portare a vene varicose nella pelvi maschile e persino vene varicose nelle gambe. Questo ha rivoluzionato la nostra comprensione sia delle vene varicose delle gambe che della sindrome da congestione pelvica.

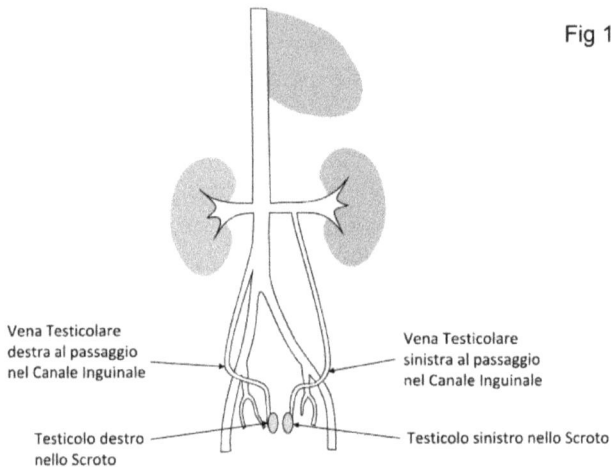

Fig 11

Vena Testicolare destra al passaggio nel Canale Inguinale

Vena Testicolare sinistra al passaggio nel Canale Inguinale

Testicolo destro nello Scroto

Testicolo sinistro nello Scroto

Figura 11: Posizione dei testicoli rispetto alle vene testicolari (gonadica) nell'uomo.

Vena giugulare destra e vena femorale comune destra

La descrizione delle vene pelviche di cui sopra è sufficiente per capire gran parte della discussione e della spiegazione nei prossimi capitoli sulla sindrome da congestione pelvica e come essa causa segni e sintomi associati ad essa. Tuttavia, vale anche la pena sottolineare l'anatomia della vena giugulare interna destra (contrassegnata come "vena giugulare destra") e la vena femorale comune destra (Figura 12).

Questi sono i due punti più comuni da cui si può accedere al sistema venoso profondo per trattare la sindrome da congestione pelvica e le vene varicose pelviche.

Pertanto, in questa fase vale la pena avere una conoscenza pratica di questi due punti. Ancora una volta, puoi fare riferimento a questo capitolo successivamente per rinfrescare la memoria, se necessario.

Ora che abbiamo acquisito una conoscenza di base dell'anatomia delle vene pelviche, possiamo cominciare a esaminare la loro funzione nelle persone normali, nonché i potenziali problemi e le conseguenze associate a eventuali disfunzioni. Questo è l'oggetto del prossimo capitolo.

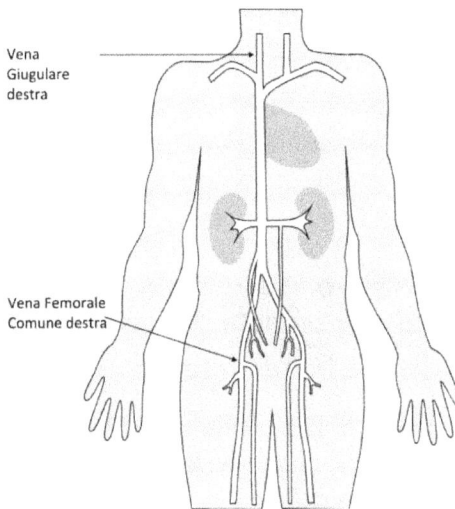

Figura 12: Figura che mostra le posizioni della vena giugulare destra e della vena femorale comune destra. Avremo bisogno di sapere dove sono queste due vene quando più tardi parleremo dei trattamenti.

Capitolo 4

Funzione della vena pelvica e cosa va storto – Reflusso, ostruzione e stasi

Ora che abbiamo esaminato la disposizione generale delle vene pelviche nel capitolo 3, possiamo iniziare a esaminare il normale flusso del sangue venoso e le potenziali complicazioni.

Nell'addome, vi sono numerose vene, tuttavia, ci concentreremo solo su quelle rilevanti per comprendere la congestione pelvica. Tralasceremo le vene che circondano l'intestino, le quali ritornano al fegato attraverso un sistema venoso speciale noto come "sistema portale venoso".

Concentreremo la nostra attenzione sulle vene precedentemente analizzate nel capitolo precedente. Tuttavia, divideremo queste vene in diversi gruppi al fine di comprendere le varie forze che contribuiscono al ritorno del sangue venoso al cuore.

Vene renali (vene provenienti dai reni)

Ci sono due reni, destro e sinistro. I reni filtrano il sangue, rimuovendo l'acqua in eccesso e molti altri prodotti di scarto tra cui l'urea, altri metaboliti e persino alcuni farmaci. Il prodotto di scarto finale è l'urina.

Poiché i reni devono filtrare il sangue in modo efficiente, hanno un flusso sanguigno molto elevato. Infatti, esperimenti di fisiologia hanno dimostrato che circa il 25% (un quarto) dell'intera gittata cardiaca va ai reni. Questa enorme quantità di sangue arterioso scorre ai reni attraverso le arterie renali.

Questo sangue arterioso ad alta pressione scorre attraverso il tessuto dei reni, da cui vengono filtrati l'acqua e i metaboliti. Come il sangue fuoriesce, appena filtrato, dai reni, viene raccolto in piccole vene che confluiscono nella vena renale di ogni lato.

Non sorprende che anche le vene renali abbiano un enorme flusso sanguigno.

Benché la pressione sia bassa, essendo il sistema venoso, potenzialmente la stessa quantità di sangue che sta lasciando i reni ogni minuto arriva dalle arterie. L'unica differenza è il poco che è stato filtrato per produrre urina. Pertanto, il flusso sanguigno venoso nelle vene renali è di volume elevato e costante, e spinge verso la vena cava inferiore, e poi di nuovo al cuore (Figura 13).

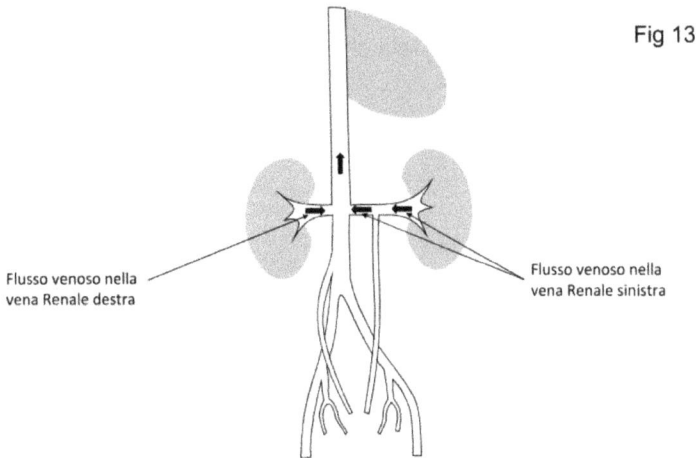

Fig 13

Flusso venoso nella vena Renale destra

Flusso venoso nella vena Renale sinistra

Figura 13: Il flusso sanguigno venoso dai reni nelle vene renali ha una pressione bassa ma un volume molto elevato.

Flusso venoso dalle vene delle gambe attraverso le vene pelviche al cuore

Ora stiamo iniziando a spostarci in un'area leggermente più complessa e dobbiamo capire le dinamiche del flusso sanguigno sia durante la deambulazione che anche quando siamo distesi.

In primo luogo, prenderemo in considerazione il camminare. Come abbiamo discusso nel capitolo 2, il sangue venoso viene pompato nelle vene delle gambe dall'azione muscolare, e poi nelle vene pelviche. Dalle vene pelviche il sangue scorre verso il cuore. Naturalmente,

43

questo flusso avviene contro la forza di gravità; quindi, c'è bisogno di una spiegazione sul perché il sangue scorra in salita.

In realtà, non esiste una singola ragione. Sono coinvolte diverse forze contemporaneamente.

Immagina cosa succede nelle vene delle gambe quando una persona cammina. I muscoli della gamba si contraggono, stringendo le vene profonde. Questo genera una notevole pressione nel sangue venoso all'interno di queste vene, in modo che il sangue acceleri nelle vene profonde della gamba. Queste vene si connettono attraverso la vena comune femorale nelle vene pelviche attraverso la vena iliaca esterna (Figura 14).

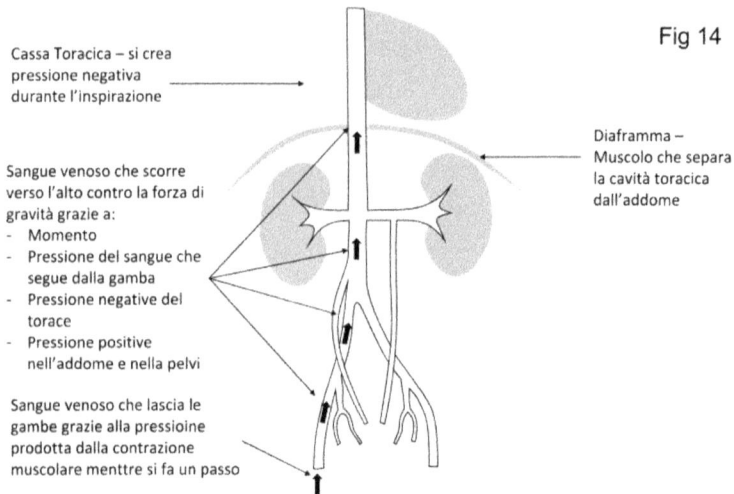

Fig 14

Cassa Toracica – si crea pressione negativa durante l'inspirazione

Diaframma – Muscolo che separa la cavità toracica dall'addome

Sangue venoso che scorre verso l'alto contro la forza di gravità grazie a:
- Momento
- Pressione del sangue che segue dalla gamba
- Pressione negative del torace
- Pressione positive nell'addome e nella pelvi

Sangue venoso che lascia le gambe grazie alla pressioine prodotta dalla contrazione muscolare menttre si fa un passo

Figura 14: Diagramma che mostra le forze sul sangue venoso mentre entra nelle vene pelviche, permettendogli di fluire in salita contro la gravità e così nel cuore.

Quando il sangue venoso lascia la vena femorale comune nella gamba e entra nella vena iliaca esterna nella pelvi, ha una certa quantità di moto. Inoltre, dietro è spinto da più sangue che sta anche lasciando la gamba sotto pressione della contrazione muscolare. E' più o meno come quando guardiamo l'acqua che sgorga da una fontana.

Questo flusso verso l'alto contro la gravità è assistito dall'azione della respirazione. Quando inspiriamo, c'è una pressione negativa nel petto. Il sangue nel bacino è alla normale pressione atmosferica (più della pressione rimanente dalla contrazione muscolare della gamba) e la pressione negativa aiuta a creare un gradiente di pressione affinché il sangue venoso fluisca verso l'alto contro la gravità. Questo è integrato da qualsiasi aumento della pressione intra-addominale durante la respirazione o altre attività come lo sforzo (per esempio quando si solleva un peso pesante o quando si è stitici).

Quando i muscoli delle gambe si rilassano e il flusso di sangue venoso dalla gamba si ferma, c'è un flusso di sangue che viene dall'altra gamba, dalla contrazione muscolare di quel lato (Figura 15). Questo cambiamento accade ad ogni passo che facciamo. Immagino spesso che sia come 2 pistoni che lavorano alternativamente per assicurarsi che un flusso costante continui su verso la vena cava inferiore centrale e verso il cuore.

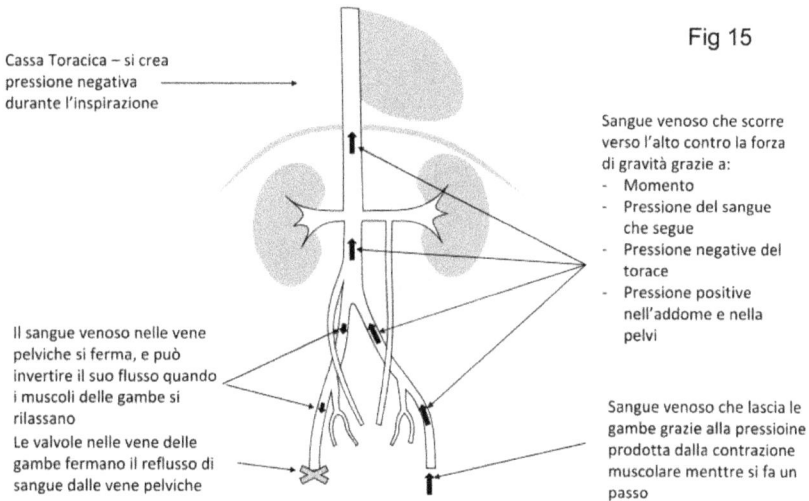

Fig 15

Cassa Toracica – si crea pressione negativa durante l'inspirazione

Sangue venoso che scorre verso l'alto contro la forza di gravità grazie a:
- Momento
- Pressione del sangue che segue
- Pressione negative del torace
- Pressione positive nell'addome e nella pelvi

Il sangue venoso nelle vene pelviche si ferma, e può invertire il suo flusso quando i muscoli delle gambe si rilassano
Le valvole nelle vene delle gambe fermano il reflusso di sangue dalle vene pelviche

Sangue venoso che lascia le gambe grazie alla pressioine prodotta dalla contrazione muscolare menttre si fa un passo

Figura 15: Diagramma che mostra che quando la gamba si rilassa e il sangue comincia a refluire nelle vene pelviche, la contrazione dei muscoli nell'altra gamba sostituisce il flusso ascendente nella vena cava inferiore.

Infine, quando ci stendiamo la gravità non entra in gioco, e il sangue scorre nel modo corretto attraverso queste vene. La ragione di questo è che non c'è gravità da superare, e così il sangue che emerge da tutti i tessuti nelle gambe, nel bacino e nell'addome è a una pressione più alta rispetto alla pressione del petto. Quindi il sangue venoso scorre dai tessuti e torna al cuore passivamente.

Flusso venoso nelle vene gonadiche

In una persona normale, il sangue venoso scorre lungo le vene gonadiche (Figura 16). Le vene sono relativamente piccole rispetto alle vene renali o alla vena cava inferiore, in quanto il flusso sanguigno alle gonadi non è particolarmente elevato e quindi non c'è un enorme volume di sangue venoso da rimuovere ad ogni minuto.

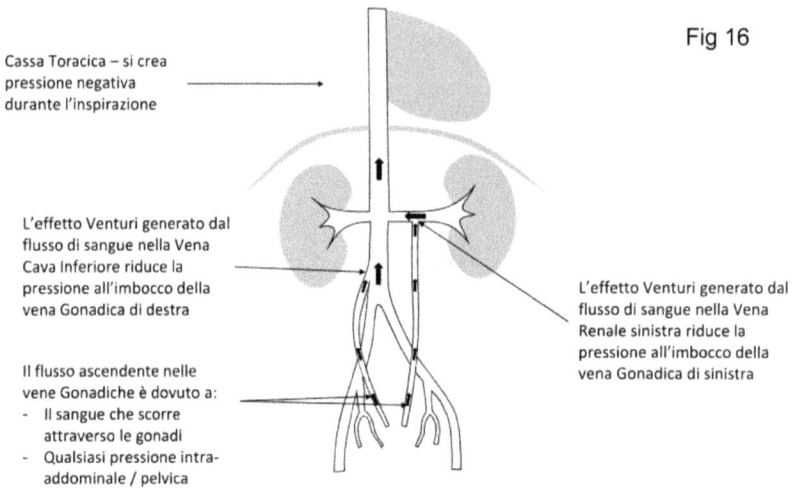

Fig 16

Cassa Toracica – si crea pressione negativa durante l'inspirazione

L'effetto Venturi generato dal flusso di sangue nella Vena Cava Inferiore riduce la pressione all'imbocco della vena Gonadica di destra

Il flusso ascendente nelle vene Gonadiche è dovuto a:
- Il sangue che scorre attraverso le gonadi
- Qualsiasi pressione intra-addominale / pelvica

L'effetto Venturi generato dal flusso di sangue nella Vena Renale sinistra riduce la pressione all'imbocco della vena Gonadica di sinistra

Figura 16: Diagramma che mostra le forze sul sangue venoso nelle vene gonadiche, che lo costringono a fluire in salita contro la gravità, e di nuovo al cuore.

Il sangue venoso che fuoriesce dal tessuto gonadico ha una pressione residua, e questo è il primo elemento di pressione che spinge il sangue lungo la vena gonadica. Qualsiasi pressione intra-addominale o intra-pelvica che deriva dalla respirazione, o altri movimenti come uno sforzo, si aggiungeranno a questa pressione. La pressione negativa nel petto durante la respirazione aumenta il gradiente di pressione dalla gonade al cuore, aiutando ulteriormente il flusso lungo le vene gonadiche.

Infine, sebbene ciascuna delle vene gonadiche abbia un'inserzione diversa nel sistema venoso principale, hanno entrambe una confluenza con una vena con un elevato e grande volume che ha un flusso costante verso il cuore (Figura 16).

A destra, la vena gonadica sfocia nella vena cava inferiore.
Come spiegato sopra, a causa dell'alternato pompaggio "a pistone" di sangue venoso dalle gambe quando si cammina, il flusso verso l'alto nella vena cava inferiore è abbastanza costante. Il flusso veloce nella vena cava inferiore crea un'area di bassa pressione alla giunzione della vena gonadica destra, per l'effetto Venturi. L'effetto Venturi è una riduzione della pressione esterna quando un fluido scorre velocemente. A causa del naturale flusso veloce di sangue nella vena cava inferiore, si crea un aumento del gradiente di pressione tra la vena ovarica destra e la vena cava inferiore, aiutando così il sangue venoso a risalire la vena gonadica contro gravità.

A sinistra, la vena gonadica sfocia nella vena renale sinistra. Come sopra descritto, la vena renale sinistra ha un flusso molto elevato a causa dell'enorme apporto di sangue al rene. Di conseguenza, tutte le stesse forze sono al lavoro nella vena gonadica sinistra compreso l'effetto Venturi al suo punto di congiunzione con la vena renale sinistra.

Flusso venoso nelle vene iliache interne

Le vene iliache interne sono piuttosto corte. Sono fatte da moltissimi affluenti provenienti da molte aree della bassa pelvi. Alcune di queste vene provengono dai muscoli della parete pelvica. Alcune vengono dal retto e dall'ano. Alcune dalla vagina e dalla vescica. Alcune comunicano anche con le vene esterne al bacino comprese le vene delle gambe, le vene perineali e le vene dei genitali esterni. Nell'uomo drenano anche la prostata e il pene.

Pertanto, le forze che causano il flusso verso l'alto in queste vene sono molte e varie. Includono la pressione residua del sangue venoso poiché emerge dagli organi e dai tessuti che vengono drenati dagli affluenti che si uniscono per formare la vena iliaca interna. Le vene che comunicano con le gambe trasmettono gli impulsi del flusso venoso ad alta pressione quando i muscoli delle gambe si contraggono durante la deambulazione. Lo stesso si trova negli affluenti che drenano i glutei e i muscoli pelvici, poiché anche questi muscoli pompano sangue venoso ad alta pressione quando si contraggono durante il movimento.

Anche qualsiasi aumento della pressione nel bacino dovuta alla respirazione o al movimento, accoppiato con la pressione ridotta nel torace durante l'inspirazione, aiuta il gradiente di pressione in queste vene e quindi aiuta il flusso verso l'alto, verso il petto.

Ci può essere anche un elemento di effetto Venturi quando le vene iliache interne si uniscono alle vene iliache esterne per formare la vena iliaca comune su ciascun lato. Il rapido flusso di sangue venoso nella vena iliaca esterna passando sull'estremità aperta della vena iliaca interna può causare una riduzione della pressione, favorendo un gradiente di pressione affinché il sangue fluisca verso l'alto.

Quindi ora possiamo capire il generico flusso di sangue nelle vene pelviche in una persona normale. Allora, cosa può non funzionare?

Valvole nelle vene pelviche

Come si può vedere dalla spiegazione sopra, il flusso di sangue venoso nelle vene delle gambe segue principi molto più semplici del flusso di sangue venoso nelle vene pelviche. Detto questo, sebbene i principi siano semplici, i tassi di recidiva molto elevati che la maggior parte dei pazienti sperimenta, quando trattati da medici non specialisti, dimostra che persino le più semplici vene delle gambe non sono ben conosciute da molti dottori!

Nelle gambe, tutte le vene importanti hanno valvole. Nelle vene, le valvole venose sono molto semplici. Ne abbiamo già brevemente accennato in precedenza. Le valvole sono disposte in coppie di foglietti che sono un po' come le tasche di un cappotto. Come abbiamo visto, quando il sangue viene pompato verso l'alto dal movimento, le valvole si aprono passivamente (Figura 3). Al contrario, quando il sangue comincia a ricadere nella vena, il flusso si impiglia nel bordo dei lembi valvolari, provocandone la chiusura (Figura 3). Questo è un processo passivo dove i lembi valvolari si aprono e chiudono esclusivamente in base alla direzione del sangue.

Per molte ragioni, spesso associate a fattori familiari, queste valvole venose possono non funzionare (Figura 4). Quando ciò accade, il sangue inizia a fluire nel modo sbagliato attraverso la vena o a causa della gravità (reflusso passivo o "diastolico") o durante la contrazione muscolare della gamba (reflusso attivo o "sistolico"). Sebbene le vene delle gambe possano mostrare entrambi i tipi di reflusso, quando le vene pelviche sono refluenti, mostrano principalmente un reflusso passivo dovuto alla gravità. Pertanto, in questo libro sulla congestione pelvica, possiamo dimenticare il reflusso venoso attivo ("sistolico").

Nelle gambe, quando le vene diventano incompetenti e il sangue venoso refluisce nel senso sbagliato, possono svilupparsi diversi sintomi o segni.

Inizialmente, potrebbe non esserci nulla da notare. Tuttavia, con il tempo, siccome la condizione peggiora, il reflusso venoso o inizia a dilatare le vene vicino alla superficie (vene varicose) o impatta sui tessuti della gamba più in basso causandone l'infiammazione. Questa infiammazione può causare stanchezza o gambe doloranti, vene tortuose, eczema venoso, macchie rosse o marroni intorno alle caviglie e persino ulcere alle gambe. Se non ci sono vene sporgenti visibili sulla superficie, si parla di "vene varicose nascoste", un termine introdotto nel 2011 in un libro precedente.

Quindi, come si collega questo alle vene pelviche?

Potresti pensare che la configurazione di base sia la stessa. Potresti pensare che tutte le vene del bacino abbiano similarmente delle valvole. Sfortunatamente, non é così.

Le vene iliache esterne, le vene iliache comuni e la vena cava inferiore solitamente non hanno valvole. Può essere che, dato l'enorme flusso di sangue che viene pompato fuori dalle gambe, aumentato dalla respirazione, le valvole non siano necessarie. Qualunque sia la ragione, è raro avere una valvola in una di queste vene. Nonostante questo, queste vene non refluiscono nello stesso modo delle vene varicose delle gambe.

La ragione principale di questa mancanza di reflusso è che in una persona normale le valvole nelle vene nella parte superiore della coscia fermano qualsiasi reflusso dalle principali vene pelviche nelle vene delle gambe. Naturalmente, quando queste valvole non funzionano nella parte superiore delle cosce, il sangue dalle principali vene pelviche refluisce nelle gambe, e può provocare lo sviluppo dei sintomi e dei segni elencati sopra. Se questo argomento ti interessa, troverai una spiegazione più dettagliata nel libro "Understanding Venous Reflux: The cause of varicose veins and venous leg ulcers".

Quindi ora diamo un'occhiata alle altre vene del bacino e dell'addome

Le vene renali, dai reni, allo stesso modo non hanno valvole. Questo è perché sono essenzialmente un "cul-de-sac". I reni hanno un enorme afflusso di sangue dalle arterie renali. Il sangue arterioso passa attraverso il tessuto renale ed esce dai reni nelle vene renali.

C'è un grande flusso unidirezionale lungo le vene renali e nella vena cava inferiore. Pertanto, non c'è bisogno di una valvola qui.

Quindi questo ci lascia discutere solo delle vene gonadiche e delle vene iliache interne. Queste sono le due serie di vene importanti nella sindrome da congestione pelvica.

Valvole nelle vene gonadiche

Come abbiamo visto nel capitolo 3, le vene gonadiche sono lunghe vene che scorrono sulla parte posteriore della parete addominale. La vena gonadica sinistra è più lunga della vena gonadica destra. Poiché queste vene sono lunghe e hanno portate molto inferiori rispetto alle principali vene pelviche ed addominali di cui abbiamo discusso sopra, hanno delle valvole. Una normale vena gonadica ha un serie di valvole di solito distanziate di circa 5-10 cm l'una dall'altra.

Proprio come nelle valvole nelle vene delle gambe, queste valvole si aprono e si chiudono a seconda del flusso sanguigno che le attraversa. Questo assicura che il sangue vada solo su e non refluisca nella vena.

Se le valvole non funzionano, la vena gonadica può diventare incompetente e il sangue può refluire verso il basso lungo la vena gonadica.

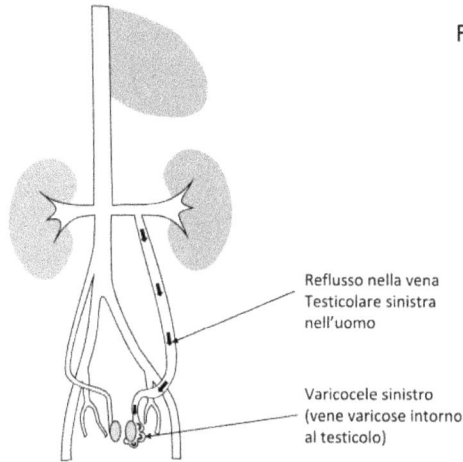

Fig 17

Reflusso nella vena
Testicolare sinistra
nell'uomo

Varicocele sinistro
(vene varicose intorno
al testicolo)

*Figura 17: Diagramma che mostra come il reflusso in una vena testicolare
incompetente provoca un varicocele testicolare.*

Nell'uomo, questo reflusso nella vena testicolare provoca una vena
varicosa intorno al testicolo chiamato varicocele (Figura 17).

Nella donna, questo reflusso nella vena ovarica provoca un simile
"varicocele" o vena varicosa intorno all'ovaio (Figura 18). Però, a
differenza del maschio dove il testicolo è distante dal resto degli organi
pelvici e dalle vene, l'ovaio è nel bacino e la vena ovarica ha molte
altre vene collegate ad essa. Pertanto, questo varicocele ovarico può
causare lo sviluppo di vene varicose sulle strutture intorno ad esso. A
seconda di quali vene si dilatano, questo può riguardare l'intestino, la
vagina, la vescica, la parete pelvica, il pavimento pelvico o persino le
labbra, il canale anale e le gambe.

Si può già intuire la distribuzione di quali strutture possono essere
affette da sindrome da congestione pelvica, anche quando è dovuta
a un varicocele ovarico – la forma più semplice di questa condizione.
Inoltre, comprendendo che il problema di fondo è il reflusso venoso,
sarai in grado di cominciare a capire come si verificano i sintomi e i
segni della congestione pelvica.

Cosa molto importante, inizierai anche a capire che mentre il
varicocele è evidente nel maschio perché è esterno e visibile, il

"varicocele femminile" intorno all'ovaio è all'interno del bacino e quindi non può essere visto ad occhio nudo. Questo è uno dei motivi principali per cui è stato ignorato per così tanto tempo da medici e infermieri.

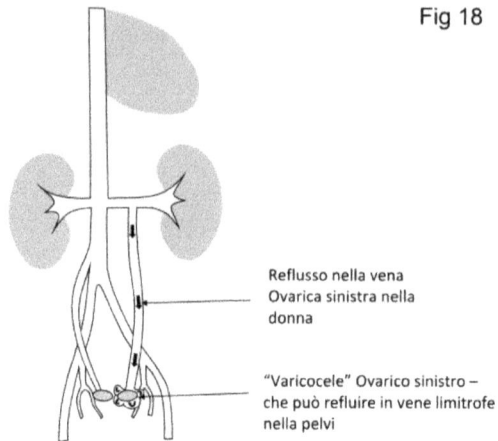

Fig 18

Reflusso nella vena Ovarica sinistra nella donna

"Varicocele" Ovarico sinistro – che può refluire in vene limitrofe nella pelvi

Figura 18: Diagramma che mostra come il reflusso in una vena ovarica incompetente provoca un varicocele ovarico. A differenza dell'uomo, il varicocele ovarico è collegato a molte vene del bacino e quindi questo reflusso può ampiamente diffondersi in esse.

Tuttavia, torniamo alla causa. Perché queste valvole nelle vene gonadiche non funzionano?

Proprio come nelle vene varicose delle gambe, in effetti non lo sappiamo, c'è sicuramente una componente familiare molto grande poiché questi disturbi venosi si riscontrano frequentemente in famiglie. Molti medici pensano che queste valvole smettano di funzionare a causa di un'ostruzione o di una compressione più in alto nella vena. Ne discuteremo in dettaglio più avanti. Benché ciò possa accadere, la nostra ricerca presso la "The Whiteley Clinic" ha dimostrato che in realtà, ostruzione e compressione sono raramente la causa del reflusso. Non solo abbiamo dimostrato che alcuni dei test che sono comunemente usati dai medici possono dare risultati sbagliati, ma abbiamo anche recentemente dimostrato che le valvole cominciano a non funzionare dal basso della vena ovarica e non dall'alto.

Questo rispecchia la ricerca che abbiamo pubblicato nel 2001 che mostrava la stessa configurazione nelle vene delle gambe, durante lo sviluppo delle vene varicose.

Benché le vene varicose delle gambe siano sempre state ritenute un problema di pressione nella pelvi (di solito attribuita a gravidanza, stitichezza, sollevamento pesante o tumori pelvici), tale ostruzione del flusso venoso dalle gambe comporterebbe il cedimento della valvola superiore nelle vene delle gambe. La pressione passerebbe quindi alla valvola successiva verso il basso, che allora fallirebbe e così via. Questa progressione di vene varicose si chiama "reflusso discendente", poiché le valvole falliscono come un domino una dopo l'altra.

In realtà questo non accade quasi mai. Infatti il reflusso venoso progredisce in modo esattamente opposto. Abbiamo dimostrato che la prima valvola a cedere è di solito la più bassa nella gamba. Questo provoca o un flusso alterato o la dilatazione della vena, e colpisce la valvola successiva più in alto. Quando questa fallisce, lo stesso processo viene quindi trasferito alla valvola successiva più in alto e il reflusso progredisce in modo ascendente.

Sebbene questo sia molto meno logico, studi accurati con ecocolordoppler hanno dimostrato che è corretto. Ancora una volta questo è discusso più ampiamente nel mio libro "Understanding Venous Reflux: The cause of varicose veins and venous leg ulcers".

Abbiamo presentato la ricerca della "The Whiteley Clinic" ad incontri internazionali che mostrano che lo stesso modello ascendente si trova nelle vene ovariche. In effetti, raramente si trova un modello discendente. Questo dimostra che nella maggior parte dei pazienti con almeno un reflusso venoso ovarico, la compressione della vena nella parte superiore che causa il reflusso al di sotto (la cosiddetta "sindrome dello schiaccianoci" - vedi sotto) è raramente la causa.

Questo è molto preoccupante perché c'è un gruppo di medici coinvolti nei trattamenti per la sindrome da congestione pelvica, che crede che le sindromi da compressione siano molto più comuni di quante ne abbiamo trovate, e che consiglia stent per aprire le vene "compresse" in questi pazienti. Questa affermazione potrebbe non essere valida per molti, se non per la maggioranza dei pazienti, il che porta non solo a sprechi di risorse, ma potenzialmente a complicazioni a lungo termine che potrebbero essere evitate. Torneremo su questo argomento per un'analisi più approfondita più avanti nel libro.

Per coloro che sono incerti su quale sia più probabile, un modello ascendente dovuto a una propensione familiare all'insufficienza valvolare o un modello discendente di insufficienza valvolare dovuta ad un'ostruzione e ad una compressione venosa in cima alla vena, c'è un ulteriore semplice argomento che supporta il nostro punto di vista.

Da decenni ormai, la versione maschile della vena refluente gonadica è un varicocele intorno a uno o ad entrambi i testicoli. Questo può essere doloroso, spesso preoccupa gli uomini che ce l'hanno ma, cosa più importante, il calore del sangue nel varicocele può ridurre la fertilità riscaldando in modo anomalo il testicolo. Pertanto, un varicocele ha bisogno di cure.

Il trattamento usuale per un varicocele è un'operazione per legare la vena testicolare e fermare il reflusso. Questo è stato fatto dagli urologi per decenni e raramente causa problemi. Più recentemente questo è stato fatto da radiologi interventisti che bloccano la vena dall'interno usando l'embolizzazione (ne parleremo ampiamente più avanti nel libro).

Se il reflusso nella vena testicolare in questi uomini fosse dovuto a ostruzione della vena più in alto a causa di sindromi da compressione, allora questi uomini peggiorerebbero con questa operazione piuttosto che migliorare. Sappiamo da molti anni di esperienza che non è così e quindi sappiamo che tali sindromi da compressione sono in realtà molto rare.

Poiché questa condizione rispecchia il varicocele ovarico femminile e l'associata sindrome da congestione pelvica, è molto probabile che sia lo stesso nelle donne con varicoceli ovarici subordinati a reflusso venoso ovarico.

Torneremo su questo più tardi.

Valvole nelle vene iliache interne

La presenza o l'assenza di valvole nelle vene iliache interne e negli affluenti che formano le vene iliache interne è piuttosto controversa. Alcune autorità dicono che non ci sono valvole in queste vene, altre dicono che le contengono.

Come vedremo più tardi, il test standard per queste vene è l'ecocolordoppler transvaginale, utilizzando il protocollo Holdstock-Harrison. Questa ecografia specialistica può mostrare il flusso sanguigno nelle vene, compresa la direzione in cui scorre il sangue. Usando questo test, il reflusso venoso può essere visto, se presente, e quindi le vene iliache interne competenti si distinguono facilmente da quelle incompetenti. Le vene iliache incompetenti mostrano enormi quantità di reflusso venoso con un ecocolordoppler venoso transvaginale, a condizione che venga utilizzato il protocollo Holdstock-Harrison.

Non importa se ci sono valvole o no in queste vene, a patto che la vena iliaca interna sia competente. Qualunque sia il meccanismo, se la vena diventa incompetente e mostra un reflusso totale, sintomi e segni spesso si verificano a valle. I sintomi e i segni quindi di solito migliorano quando la vena viene trattata e il reflusso fermato, mostrando una buona correlazione tra la vena incompetente e il problema clinico.

Pertanto, quello che è importante è se la vena è competente o no. Se questa competenza è dovuta al funzionamento delle valvole venose, oppure se esiste un meccanismo unidirezionale per il flusso venoso che non è stato ancora descritto, non è rilevante. In realtà, la spiegazione più probabile del perché le vene iliache interne possono essere competenti o incompetenti, sono le valvole funzionanti o no.

Il reflusso venoso come causa della sindrome da congestione pelvica

Quindi, quello che abbiamo visto finora da questo capitolo è che il reflusso venoso pelvico è realmente un problema di una o più delle quattro vene, le vene gonadiche destra o sinistra e le vene iliache interne destra o sinistra.

Certo, dobbiamo ricordare che le vene drenano il sangue da organi e tessuti, e quindi quando parliamo di queste vene principali, dobbiamo ricordare che sono costituite da molte vene più piccole che si uniscono insieme. Queste vene più piccole o affluenti derivano da organi e tessuti nell'area, drenate dall'intero sistema che si alimenta in ciascuna di queste grandi vene.

Quindi, quando una di queste vene principali diventa incompetente e il sangue venoso refluisce in esse, il reflusso venoso può passare in multipli canali diversi, a seconda del gruppo di valvole non funzionanti. Per esempio, se le valvole nelle vene che drenano dalla vulva alla vena iliaca interna non funzionano, il reflusso venoso si tradurrà in vene varicose della vulva. Al contrario, se le valvole non funzionano nelle vene drenanti dall'ano alla vena iliaca interna, il reflusso venoso provocherà emorroidi.

Inoltre, è importante ricordare che proprio come le vene varicose nelle gambe possono avere molti modelli diversi, anche il reflusso venoso pelvico può avere molti modelli diversi.

Una ricerca pubblicata dalla "The Whiteley Clinic" ha dimostrato che il modello più comune di reflusso è il reflusso nella vena ovarica sinistra ed entrambe le vene iliache interne nelle donne (Figura 19). Questo

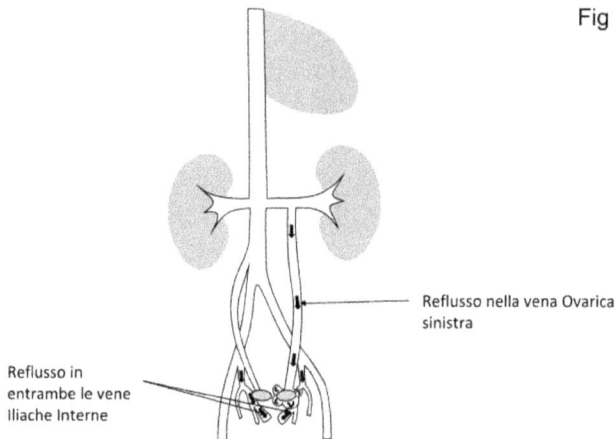

Fig 19

Reflusso nella vena Ovarica sinistra

Reflusso in entrambe le vene Iliache Interne

Figura 19: Diagramma che mostra il modello più comune di reflusso venoso pelvico – reflusso nella vena ovarica sinistra e nelle vene iliache interne bilaterali.

è probabilmente lo stesso nell'uomo ma poiché molti uomini hanno varicoceli trattati nei primi anni di vita, e poiché l'ecocolordoppler venoso transvaginale ovviamente non è possibile negli uomini, è più difficile saperlo con certezza.

Un recente documento di ricerca di un'eccellente unità in Turchia ha dimostrato che i pazienti di sesso maschile che hanno varicoceli hanno maggiori probabilità di avere emorroidi e viceversa. Pertanto, esiste un chiaro legame tra le due condizioni.

È fuori di dubbio che il reflusso venoso in queste vene pelviche sia la maggiore causa della sindrome da congestione pelvica nella maggior parte dei pazienti. Tuttavia, a parte il reflusso venoso, ci sono altri due elementi di malattia venosa che dobbiamo discutere in questa fase.

Si tratta di ostruzione venosa e stasi venosa. Per quei lettori interessati ai disturbi venosi e più specificamente a reflusso venoso, ostruzione e stasi, in particolare nelle gambe, che possono causare al paziente sintomi e segni, questi sono discussi in dettaglio nel mio libro "Leg Ulcer Treatment Revolution".

Ostruzione venosa e compressione come causa di sindrome da congestione pelvica

Molti medici sono fissati sull'idea che la sindrome da congestione pelvica sia causata da ostruzione venosa in un'ampia percentuale di pazienti.

Ciò che intendiamo per "ostruzione venosa" è un restringimento o un blocco di una vena più in alto verso il cuore che aumenta la resistenza al flusso sanguigno venoso. Questo rende più difficile al sangue venoso scorrere attraverso la vena interessata. Questi medici inoltre pensano che l'aumento di resistenza faccia sì che il sangue venoso trovi un'altra via di ritorno al cuore. Se queste vie alternative significano che il sangue debba scorrere verso il basso nel modo sbagliato in una o più vene per arrivare dove deve andare, allora può farlo solo rompendo le valvole e rendendo la vena alternativa incompetente.

Molti medici trovano questi pensieri piuttosto attraenti, dato che piace loro avere una ragione logica del perché le valvole si guastano.

Pressione extra venosa sulle valvole suona come un'ottima ragione per cui potrebbe guastarsi.

Sicuramente, abbiamo già visto che non è il caso nelle vene varicose delle gambe (vedi sopra) poiché la maggior parte delle vene varicose delle gambe sono causate da un guasto primario delle valvole inferiori nella gamba. Allo stesso modo, una recente ricerca premiata della "The Whiteley Clinic" ha dimostrato che la maggior parte dei pazienti con sindrome da congestione pelvica ha anche un mal funzionamento della valvola primaria senza che ci sia un'altra causa ostruttiva o compressiva.

Sebbene l'ostruzione da compressione sia una causa molto rara per i sintomi e i segni della sindrome da congestione pelvica, possono esistere in casi non comuni. Pertanto, spiegherò ciascuno di essi qui per aiutare la discussione più avanti nel libro.

Sindrome dello schiaccianoci (NCS)

Come abbiamo visto nel capitolo 3, la vena cava inferiore è separata dal rene sinistro dall'aorta (Figura 20). Pertanto, la vena renale sinistra deve viaggiare dal rene sinistro sopra l'aorta prima di drenare nella vena cava inferiore. La vena gonadica sinistra drena nella vena renale, sul lato renale dell'aorta. Quando la vena renale passa sopra l'aorta, un ramo principale dell'aorta chiamato arteria mesenterica superiore (un grande afflusso di sangue all'intestino) passa davanti alla vena renale (Figura 20).

Nel punto in cui la vena renale sinistra passa sopra l'aorta, ma sotto l'arteria mesenterica superiore, un restringimento di questo angolo può schiacciare la vena renale e comprimerla (Figura 21). Questo è paragonato a uno "schiaccianoci". Quando ciò accade, la pressione nella vena renale sinistra aumenterà poiché il flusso sanguigno è ostruito mentre passa sopra l'aorta. L'unica via di fuga per il sangue sarà scendere lungo la vena gonadica sinistra.

In questa situazione spesso si pensa che la pressione sfondi la valvola alla sommità della vena gonadica sinistra, seguita poi da altre valvole più in basso. Questo permetterebbe al sangue venoso di fuoriuscire dalla vena renale sinistra e risalire attraverso le altre vene del bacino. Questo problema progredirebbe come un modello discendente di reflusso (la valvola superiore si guasta per prima).

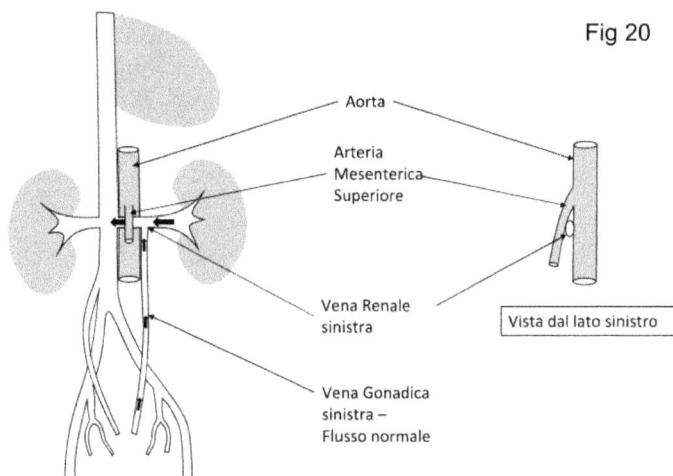

Fig 20

Aorta

Arteria
Mesenterica
Superiore

Vena Renale
sinistra

Vista dal lato sinistro

Vena Gonadica
sinistra –
Flusso normale

Figura 20: diagramma che mostra la vena renale sinistra passare sopra l'aorta e sotto l'arteria mesenterica superiore prima di unirsi alla vena cava inferiore.

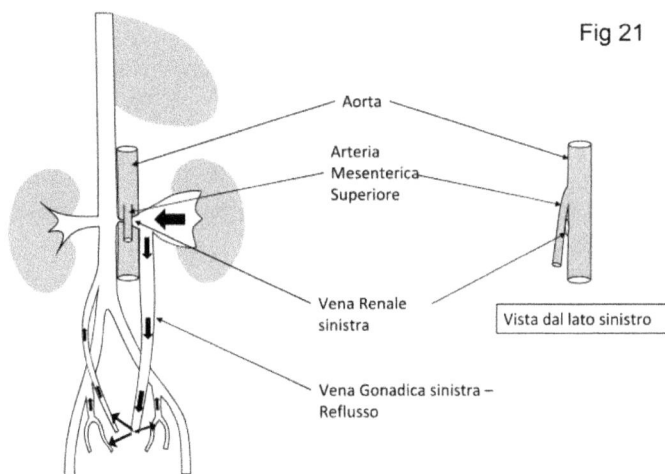

Fig 21

Aorta

Arteria
Mesenterica
Superiore

Vena Renale
sinistra

Vista dal lato sinistro

Vena Gonadica sinistra –
Reflusso

Figura 21: Diagramma che mostra la sindrome dello schiaccianoci. La compressione della vena renale sinistra tra l'aorta e l'arteria mesenterica superiore crea una resistenza al flusso e aumenta la pressione nella vena renale sinistra. Si sottrae sfondando le valvole nella vena gonadica sinistra e rifluendo verso il basso nel bacino, per trovare altre vie di ritorno al cuore.

Quando ciò accade, elevati volumi di sangue venoso dal rene sinistro e dalla vena renale sinistra scorrono lungo la vena gonadica sinistra. Nella donna, questo flusso refluente nella vena ovarica sinistra dilata le vene nella pelvi causando la sindrome da congestione pelvica, poiché il sangue scorre nella rete di vene pelviche per trovare un percorso fino alla vena ovarica destra o alla vena iliaca interna.

Nell'uomo, il sangue che scorre lungo la vena testicolare sinistra causerà un varicocele e similmente aprirà la rete di vene nel canale inguinale sinistro e nella pelvi, così il sangue può trovare una via d'uscita da questa rete ad alta portata.

Come notato in precedenza, i reni hanno un apporto di sangue molto elevato. Perciò, se la vena renale sinistra è ostruita dalla compressione dell'arteria mesenterica superiore in una vera sindrome da schiaccianoci, la contropressione nella vena renale sinistra aumenterà la pressione nei capillari del rene sinistro, causando dolore al fianco sinistro e alla schiena. Inoltre, l'alta pressione del sangue nei capillari del rene stesso fa sì che il sangue passi nelle urine. Le quantità sono solitamente microscopiche e quindi è necessario un test sulle urine piuttosto che cercare il sangue ad occhio nudo.

Nella pratica normale, la nostra ricerca presso la "The Whiteley Clinic" ha dimostrato che la sindrome dello schiaccianoci è spesso mal diagnosticata dai medici che ancora usano la risonanza magnetica (MRI), la risonanza magnetica venosa (MRV), la tomografia computerizzata (TC) o la flebografia. Quando usiamo l'ecocolordoppler venoso transvaginale (il protocollo Holdstock-Harrison) con viste addominali estese (il protocollo Holdstock- White) abbiamo dimostrato che usando questi test le diagnosi spesso non sono corrette.

Come discuteremo in seguito, la nostra ricerca premiata ha dimostrato che la comparsa della sindrome dello schiaccianoci su questi altri test è solitamente causata dal reflusso di sangue in una vena gonadica sinistra incompetente. Questa deviazione di sangue che cade in una vena incompetente induce la vena renale sinistra a collassare e a sembrare ristretta. Se il paziente è messo a testa in giù per contrastare il reflusso venoso gonadico, la vena renale "compressa" si riapre, e la comparsa della sindrome dello schiaccianoci scompare.

Abbiamo chiamato questa condizione "pseudo-schiaccianoci" piuttosto che schiaccianoci. Lo pseudo-schiaccianoci spiega anche la discrepanza tra la grande percentuale di donne a cui è stata diagnosticata la sindrome dello schiaccianoci rispetto ai pochissimi pazienti che hanno problemi quando il reflusso venoso gonadico viene trattato con successo sia nelle donne, per la sindrome della congestione pelvica, sia, negli uomini, con varicocele testicolare sinistro. In una vera sindrome dello schiaccianoci, bloccare la vena gonadica sinistra per fermare il reflusso impedirebbe al sangue di fuoriuscire dal rene sinistro, procurando subito un fortissimo dolore al paziente.

Pertanto, le diagnosi di sindrome dello schiaccianoci dovrebbero essere fatte solo in circostanze speciali. Il paziente deve dimostrare di avere un grave dolore al fianco sinistro e alla schiena, e la vena renale deve apparire compressa anche quando il paziente è a testa in giù durante l'esame. Dato che la maggior parte delle macchine per risonanza magnetica e TAC non consente di inclinare il paziente, si può già vedere che questi test per cercare la sindrome da congestione pelvia sono sub-ottimali.

Sindrome di May-Thurner (MTS)

La seconda grande ostruzione o compressione venosa nelle vene pelviche è chiamata sindrome di May-Thurner (Figura 22). Come nella sindrome dello schiaccianoci, la sindrome di May-Thurner è una conseguenza delle vene che giacciono sul lato destro dell'aorta, ed entrambi i vasi sanguigni che giacciono sulla colonna vertebrale. Quando l'aorta si divide in due arterie chiamate arterie iliache comuni, l'arteria iliaca comune destra deve passare sopra la vena comune iliaca sinistra per arrivare alla gamba destra (Figura 22).

Sebbene nella maggior parte delle persone questo non sia un problema, in alcune persone, l'arteria appiattisce la vena contro l'osso della colonna vertebrale. Ancora una volta, questa compressione può causare una resistenza al flusso sanguigno nella vena. Nella sindrome di May Thurner, se il restringimento è sufficiente per aumentare la pressione nelle vene, il sangue venoso deve fuoriuscire lungo la vena iliaca interna sinistra, attraversare le vene del bacino e poi di solito scorrere nella vena interna iliaca destra. Questo provoca una dilatazione delle vene nel bacino, dando la comparsa della sindrome da congestione pelvica.

Ancora una volta, la ricerca ha dimostrato che la maggior parte delle

Fig 22

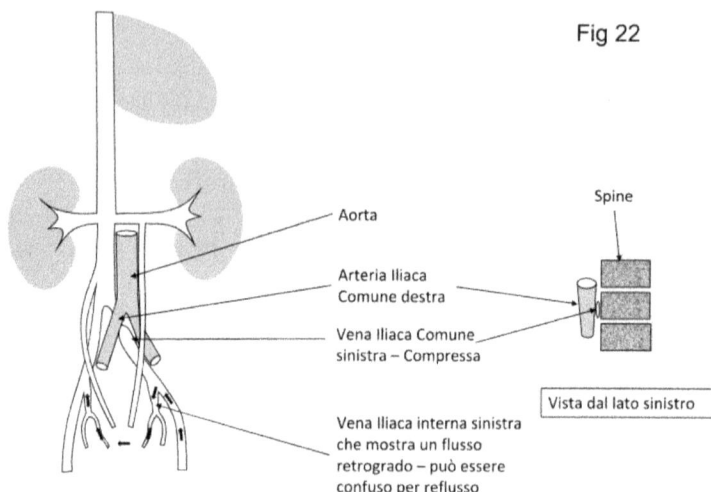

Aorta

Spine

Arteria Iliaca
Comune destra

Vena Iliaca Comune
sinistra – Compressa

Vista dal lato sinistro

Vena Iliaca interna sinistra
che mostra un flusso
retrogrado – può essere
confuso per reflusso

Figura 22: Diagramma che mostra la sindrome di May-Thurner. L'arteria iliaca comune destra passa sopra la vena iliaca comune sinistra. Se si comprime la vena contro la colonna vertebrale abbastanza da causare una resistenza al flusso venoso, il sangue venoso deve fuoriuscire lungo la vena iliaca interna sinistra. Però, la causa più comune di reflusso nella vena iliaca interna sinistra è un reflusso primario senza nessuna compressione.

persone con reflusso della vena iliaca interna sinistra ha un reflusso valvolare primario e non c'è una resistenza aumentata da una vera ostruzione di May – Thurner.

Tuttavia, una vera sindrome di May-Thurner può verificarsi e, in questi casi, il rischio più grave non è la sindrome da congestione pelvica, ma la formazione di un coagulo di sangue.

La formazione di un coagulo di sangue in una vena è nota come trombosi venosa profonda (TVP). Quando si verifica nella vena iliaca comune sinistra, assume un carattere particolarmente grave. La vena iliaca comune è una vena di grandi dimensioni, e il coagulo sarebbe molto grande. Inoltre, si fermerebbe il deflusso di sangue dalla gamba sinistra che provocherebbe notevole gonfiore e dolore a quella gamba.

Fortunatamente, proprio come con la sindrome dello schiaccianoci, la sindrome di May-Thurner è in realtà piuttosto rara ed è spesso sovrastimata da determinate tecniche di imaging come la risonanza magnetica e la TAC. Ne discuteremo più avanti in questo libro quando parleremo di come la sindrome da congestione pelvica sia diagnosticata.

Lesioni non trombotiche della vena iliaca (NIVL)

Sebbene la sindrome di May-Thurner sia diventata la più riconosciuta sindrome da compressione per le vene iliache, una ricerca di esperti come il dottor Raju negli Stati Uniti ha dimostrato che le vene iliache possono essere compresse da altre strutture, sia a destra che a sinistra nella pelvi. Inoltre, ci possono essere valvole vestigiali (vale a dire valvole che non si sono mai formate correttamente che probabilmente esistono dai tempi dell'evoluzione) che possono agire come restringimenti nelle vene iliache.

Le condizioni che possono causare il restringimento delle vene iliache, ma non sono il risultato di una precedente TVP, sono note come 'lesioni non trombotiche della vena iliaca' (NIVL).

Fortunatamente, sembra che queste condizioni siano rare come cause di sindrome da congestione pelvica. Tuttavia, è importante tenerle in considerazione poiché possono ancora verificarsi e causare problemi. Approfondiremo ulteriormente questo argomento nel capitolo dedicato alla diagnostica per immagini.

Stasi venosa

Tra i tre meccanismi venosi che potrebbero essere coinvolti in alcuni casi di sindrome da congestione pelvica, ho elencato la stasi venosa per ultima. A titolo di promemoria, i primi due sono il reflusso venoso e l'ostruzione venosa.

Probabilmente non è corretto relegare la stasi venosa all'ultimo posto tra i tre meccanismi, considerando la sua importanza. Come vedremo più avanti, la stasi venosa potrebbe essere molto più significativa di quanto inizialmente ipotizzato nel comprendere perché la malattia venosa causi dolore e infiammazione.

Senza dubbio, la stasi venosa nelle gambe rappresenta una delle principali cause di danni alla pelle e di ulcerazioni venose, come discusso nel mio libro "Leg Ulcer Treatment Revolution". Sempre più ricerche indicano che potrebbe essere una delle principali, se non la principale, causa del dolore e del disagio associato alla sindrome da congestione pelvica e al conseguente dolore pelvico cronico causato da disturbi venosi pelvici.

Quindi cos'è la stasi venosa e come può causare infiammazione?

Semplicemente, stasi venosa significa sangue nelle vene che si muove molto lentamente. Questo movimento potrebbe anche non essere in avanti, ma potrebbe essere uno smistamento del sangue avanti e indietro. Tuttavia, il sangue in una stasi venosa non può essere completamente fermo, poiché il sangue si coagula se non si muove affatto. Pertanto, il sangue nella stasi venosa si muove quanto basta per non farlo coagulare. Tuttavia, si trova nelle vene e non viene pompato indietro al cuore.

Come discusso in precedenza, il sangue venoso trasporta i prodotti di scarto dai tessuti e dagli organi al fegato, al cuore e ai reni. Il sangue arterioso è pieno di ossigeno e sostanze nutritive. Questi sono usati dagli organi e dai tessuti. Quindi il sangue venoso è pieno di anidride carbonica e di scorie prodotte dal metabolismo come l'urea. Nei giornali e nelle riviste molto popolari questi sono spesso chiamati "tossine" anche se non è del tutto esatto.

L'anidride carbonica si scioglie in acqua per formare acido carbonico (Figura 23). Poiché il sangue è prevalentemente acqua, l'anidride carbonica si scioglie in quest'acqua rendendo acido il sangue venoso. Non a caso, il sangue acido inizia ad irritare la parete venosa causando infiammazione. Questa irritazione ed infiammazione è potenziata da altri prodotti di scarto che si trovano nel sangue venoso.

Normalmente questo sangue verrebbe refluito al cuore e da lì ai polmoni, al fegato e ai reni. I polmoni si libererebbero dell'anidride carbonica e la sostituirebbero con l'ossigeno, e il fegato e i reni eliminerebbero l'urea e gli altri prodotti di scarto del metabolismo.

Tuttavia, nella stasi venosa, il sangue venoso rimane nelle vene (Figura 24). I globuli rossi e i globuli bianchi nel sangue sono cellule viventi. In quanto tali, continuano a metabolizzare, utilizzando qualsiasi

Fig 23

| Anidride Carbonica | + | Acqua | ⇌ | Acido Carbonico |

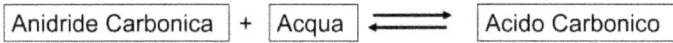

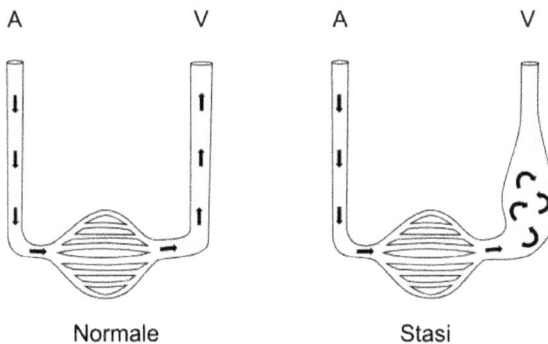

Riprodotto da: "Leg Ulcer Treatment Revolution"
ISBN: 978-1908586056

Figura 23: Reazione chimica che mostra come l'anidride carbonica che si scioglie in acqua forma acido carbonico. Questa è una reazione reversibile.

Fig 24

Figura 24: Diagramma che mostra la differenza tra il normale flusso sanguigno attraverso i capillari (a sinistra) e gli effetti della stasi venosa (a destra).

Riprodotto da : "Leg Ulcer Treatment Revolution"
ISBN: 978-1908586056

ossigeno disponibile lasciato nel sangue venoso e producendo persino più anidride carbonica e prodotti di scarto. Pertanto, il sangue nella stasi venosa continua a diventare ancora più acido e, stando più a lungo nelle vene, causa ancora più infiammazione delle pareti venose.

Anche se non stiamo ancora discutendo dei trattamenti, dovrebbe essere evidente che eliminare la stasi venosa dalle vene sarebbe prioritario. Ritorneremo su questo argomento più avanti.

Ora che abbiamo considerato il reflusso venoso, l'ostruzione venosa e la stasi venosa, possiamo iniziare a guardare i sintomi e i segni di cui soffrono i pazienti con sindrome da congestione pelvica.

Capitolo 5

Sintomi e segni della Sindrome da Congestione Pelvica

Se hai letto questo libro in ordine, fino ad ora abbiamo osservato le vene nella pelvi, come funzionano e i problemi che possono sorgere.

Questo capitolo esamina quali sintomi e segni avvertono i pazienti con sindrome da congestione pelvica. Prima di lanciarci in questi sintomi e segni, vale la pena guardare il termine stesso di "sindrome da congestione pelvica".

Sindrome da congestione pelvica come diagnosi

Quando stavamo lavorando alle linee guida internazionali per la sindrome da congestione pelvica che sono state pubblicate nell'agosto 2019, una delle prime cose che era stata notata era che il termine "sindrome da congestione pelvica" è probabilmente uno dei peggiori termini medici in circolazione.

Sicuramente, per certi versi, ha senso. Sindrome significa un insieme di segni o sintomi che possono variare a seconda della presentazione. Congestione significa che il tessuto o l'organo in questione è pieno di sangue ed è sotto pressione - in questo caso le vene del bacino sono piene e sotto pressione. Pelvico si spiega da sé.

Il problema con la sindrome da congestione pelvica come diagnosi è che copre un numero così diversificato di condizioni dal dolore pelvico, al dolore all'anca, alle vene nelle zone intime di entrambi i sessi e persino alle vene varicose sulle gambe. Tuttavia, nessuno finora è stato in grado di trovare un nome migliore che abbia incontrato ampia approvazione.

Diversi operatori nel campo delle vene pelviche vogliono cambiare il nome dalla sindrome da congestione pelvica (PCS) a disturbo venoso pelvico (PVD). Tuttavia, come discuteremo in seguito, molti pazienti che si rivolgono a noi con i sintomi classici della sindrome da congestione pelvica si trovano a non avere nessuna causa venosa per i loro sintomi. Se cambiassimo nome in disturbi venosi pelvici, questo diventerebbe chiaramente un problema per tali pazienti.

Pertanto, a breve termine, sembra sensato fare una diagnosi clinica di sindrome da congestione pelvica se un paziente ha i sintomi e segni classici della congestione pelvica, e poi confermare che questa sindrome sia dovuta ad un disturbo venoso pelvico, nel caso in cui un disturbo venoso sia identificato come probabile causa. Sicuramente, c'è un ulteriore problema di cui discuteremo più avanti, dove alcuni pazienti che hanno entrambi i sintomi della sindrome da congestione pelvica e quelli del reflusso venoso pelvico, ma il problema venoso non è la reale causa dei sintomi. Probabilmente sto diventando un po' troppo lezioso per questa fase del libro, quindi ci torneremo più avanti.

Pertanto, al momento siamo bloccati con la sindrome da congestione pelvica come etichetta e dobbiamo spiegare ai pazienti che questi diversi sintomi o segni possono tutti far parte della stessa condizione.

Al contrario, molti dei sintomi e dei segni della sindrome da congestione pelvica possono anche essere causati da altre condizioni. Il mal di schiena può essere causato da un problema posturale, il dolore pelvico da endometriosi o da un'infezione, le vene varicose nelle gambe possono essere solo vene varicose. Pertanto, sono sicuro che negli anni futuri ci saranno termini migliori per queste diverse condizioni e classificazioni. Tuttavia, al momento presente, possiamo solo andare avanti con la nostra attuale comprensione.

"Donne isteriche"

Ho sempre trovato interessante come medici e infermieri accettino facilmente la presenza di reflusso venoso pelvico negli uomini che presentano vene varicose intorno al testicolo (varicocele) e dolore associato perché possono vedere il problema, ma ignorano completamente le donne con dolore cronico nella pelvi.

Come abbiamo visto in precedenza, a parte il fatto che l'ovaio è all'interno e il testicolo all'esterno, l'anatomia venosa è praticamente identica. In termini generali, per ogni uomo con varicocele, c'è una donna con un varicocele ovarico nascosto nel bacino.

È comune a molte diverse condizioni che molti, se non la maggior parte, tra medici e infermieri sembrano trovare molto difficile accettare i sintomi quando non possono vedere nulla di evidentemente patologico.

È interessante notare che il termine "isterico" ha la sua derivazione da "hysterika", parola greca per "utero". Benché questo sia spesso attribuito all'idea che le donne mostrino emozioni eccessive perché hanno un utero, sospetto che sia anche in parte dovuto alla mancanza di comprensione nel passato della sindrome da congestione pelvica.

Siamo stati coinvolti nella compilazione di un rapporto sulla prevalenza di sindrome da congestione pelvica nel Regno Unito. Utilizzando una legge sulla libertà di informazione, è stato riscontrato che il 13 - 40% delle donne che vanno dal ginecologo con un dolore pelvico cronico aveva la sindrome da congestione pelvica ("The Impact of Pelvic Congestion Syndrome" 2017).

Tuttavia, poiché la maggior parte dei ginecologi non riconosce questa condizione come una diagnosi e non propone ai pazienti un trattamento per il loro reflusso venoso, molte di queste pazienti finiscono per ricevere una diagnosi errata di endometriosi oppure vengono rassicurate che non c'è nulla di sbagliato in loro. Altre vengono indirizzate a cliniche del dolore o addirittura a psichiatri. Basandoci su queste cifre, ciò suggerisce che anche nel Regno Unito, tra 500.000 e 1.500.000 di donne potrebbero essere colpite da questa situazione.

Con questa prevalenza di disagio o dolore pelvico, che non viene né diagnosticato né trattato, non sarebbe sorprendente se la parola isterico sia diventata comunemente usata a causa del numero di donne che si lamentano di questi sintomi e non vengono credute.

La mia classificazione della sindrome da congestione pelvica

Nel corso degli anni, durante le mie presentazioni a conferenze internazionali, ho sviluppato una classificazione semplice basata sui sintomi percepiti dal paziente e sui segni visibili. Questi elementi vengono quindi suddivisi nelle diverse aree anatomiche in cui si manifestano.

Con l'aumentare della nostra comprensione della sindrome da congestione pelvica, sempre più condizioni trovano posto in questo quadro. Ad oggi, questa classificazione comprende ancora la sindrome da congestione pelvica e aiuta le persone a comprendere le sue manifestazioni (vedi Figura 25).

La mia classificazione della sindrome da congestione pelvica è suddivisa in:

1 - Sintomi:

      A: Sintomi all'interno del bacino
      B: Sintomi al di fuori del bacino

2 - Segni:

      A: Segni visti sul bacino/basso addome
      B: Segni visti sulle gambe

Fig 25

Whiteley PCS Classification

Presentazione della Sindrome da Congestione Pelvica (PCS):

    1 – Sintomi:

        A – Intra Pelvici
        B – Extra Pelvici

    2 – Segni:

        A – Osservabili nella pelvi / basso addome
        B – Osservabili nelle gambe

Figura 25: La classificazione di Whiteley sulla Sindrome da Congestione Pelvica – un modo semplice per ordinare i sintomi e i segni di questa condizione.

1A - Sintomi all'interno del bacino

I sintomi all'interno del bacino di cui i pazienti con sindrome da congestione pelvica si lamentano, dovuti a cause venose, includono sintomi generali che coinvolgono l'intero basso addome e il bacino o strutture specifiche all'interno del bacino stesso.

Dolore pelvico generalizzato o "strisciante". Molti pazienti lamentano un disagio strisciante o dolorante, a volte abbastanza grave da essere chiamato dolore pelvico cronico (CPP). Questo peggiora quando il paziente è seduto o in piedi e migliora quando invece è disteso o addirittura sdraiato con la parte inferiore rialzata. Se hai letto l'ultimo capitolo, avrai capito che sdraiarsi rialzando la parte inferiore non solo ferma il reflusso venoso ma svuota anche il sangue dalle vene dilatate dalla stasi.

A volte questo dolore si trova da un lato o dall'altro. Dal punto di vista medico il basso addome a destra e a sinistra viene chiamato, rispettivamente fossa iliaca destra e fossa iliaca sinistra. Pertanto, il dolore pelvico cronico può essere a volte localizzato nella fossa iliaca sinistra o destra o talvolta nell'intero addome inferiore.

Anche il retto e il colon inferiore sono nel bacino. Un'infiammazione di questa parte di intestino dovuta a problemi venosi pelvici può causare i sintomi dell'intestino irritabile.

Poiché anche la vescica si trova nel bacino, l'irritazione causata dalle vene pelviche nella sindrome da congestione pelvica può anche causare una vescica irritabile.

Ovviamente sia la sindrome dell'intestino irritabile che la vescica irritabile possono avere altre cause, e questo è uno dei problemi nel diagnosticare la sindrome da congestione pelvica come disturbo venoso pelvico senza un'ecografia specialistica.

D'altra parte, è sorprendente come quanti pazienti, che hanno avuto un trattamento per il loro reflusso venoso pelvico come parte di trattamento per vene varicose vulvari o delle gambe, scoprano che il loro intestino o la vescica irritabile siano migliorati o addirittura guariti completamente.

Uno dei principali sintomi pelvici interni della sindrome da congestione pelvica nelle donne è un profondo dolore o disagio durante o dopo un rapporto sessuale. Ancora una volta, questo è dovuto al fatto che la vagina è all'interno del bacino e circondata dalle vene colpite dalla sindrome da congestione pelvica. Quindi questo disagio è solitamente profondo piuttosto che superficiale o intorno all'ingresso della vagina. Benché possa comparire durante un rapporto sessuale, spesso si manifesta come un dolore profondo anche in seguito. Questo può essere così forte da impedire alle donne di avere una vita sessuale normale.

Guardando i sintomi sopra, e proprio come abbiamo già notato con la sindrome dell'intestino irritabile e della vescica irritabile, è chiaro che altre condizioni possono causare la stessa gamma di sintomi. Al momento i medici di base, i ginecologi, ma anche altri tra medici e infermieri che curano queste donne, cercano prima tutte le altre cause dei sintomi.

Una volta esaurite le solite diagnosi, i pazienti con sindrome da congestione pelvica sono di solito sia mal diagnosticati, e quindi ricevono trattamenti inappropriati o addirittura inefficaci, o sono dimessi senza una diagnosi adeguata. In questi casi, i pazienti vengono spesso abbandonati a loro stessi a cercare e trovare una diagnosi.

In futuro, potrebbe essere più conveniente e sensato per le donne che hanno i sintomi e i segni della sindrome da congestione pelvica, sottoporsi a un ecocolordoppler venoso transvaginale eseguito utilizzando il protocollo Holdstock-Harrison, che spesso troverà una diagnosi con spese o rischi di complicazioni molto inferiori rispetto a molte altre indagini attualmente utilizzate per il dolore pelvico cronico e altri sintomi associati. Ciò è particolarmente vero nel caso di una chirurgia invasiva come una laparoscopia diagnostica.

1B - Sintomi esterni al bacino

Può sembrare strano che le vene all'interno del bacino possano causare sintomi al di fuori del bacino, tuttavia è ben documentato che pazienti con sindrome da congestione pelvica abbiano spesso dolore nella parte bassa della schiena. È spesso un dolore sordo che è abbastanza incessante quando si è seduti o in piedi, ma che generalmente migliora stando sdraiati, anche se ci vogliono alcune ore per sentire il miglioramento.

È anche possibile che le pazienti di sesso femminile provino dolore o indolenzimento alla vulva e alle labbra o addirittura nella zona perineale. Negli uomini, il varicocele causa un dolore nello scroto interessato ed é stato documentato che alcuni uomini sentono disagio nella zona perineale.

Nel 2016, due dei miei pazienti sono stati trattati per vene varicose alle gambe causate da reflusso venoso pelvico (classificazione 2B). Nonostante avessero precedentemente avuto dolore all'anca e i loro medici avessero ipotizzato che il dolore fosse causato da artrosi all'anca suggendo loro l'eventualità di una sostituzione dell'anca in futuro, il dolore all'anca è scomparso completamente dopo il trattamento del reflusso venoso pelvico, che era la causa sottostante della sindrome da congestione pelvica..

Questa sembra essere la prima segnalazione di sindrome da congestione pelvica che provoca dolore all'anca. Tuttavia, con l'attuale crescente interesse per la sindrome da congestione pelvica, sospettiamo che ci saranno più casi simili segnalati e, in effetti, altri sintomi fuori dal bacino potrebbero anche venire alla luce.

Un ulteriore sintomo che può essere classificato come "fuori bacino" negli uomini è che la disfunzione erettile è stata associata alla sindrome da congestione pelvica. Recentemente un chirurgo di Singapore chiamato Sriram Narayanan ha curato alcuni uomini impotenti trattando vene pelviche utilizzando una procedura di anestesia locale molto semplice per bloccare le vene varicose pelviche.

2A - Segni visibili sul bacino/basso addome

In medicina, quando qualcosa può essere visto piuttosto che sentito, si chiama un segno. I segni della sindrome da congestione pelvica che si vedono sul bacino sono molti diversi tipi di vene varicose che rigonfiano la pelle in diverse aree del bacino.

I più comuni di questi sono probabilmente le emorroidi. Entrambi i sessi hanno le emorroidi e ricerche pubblicate da "The Whiteley Clinic" mostrano una forte correlazione tra emorroidi e reflusso nelle vene iliache interne.

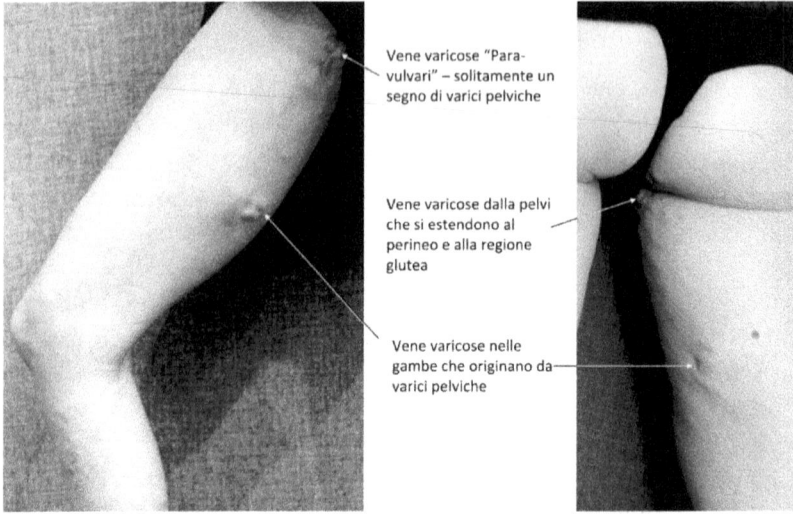

Vene varicose "Para-
vulvari" – solitamente un
segno di varici pelviche

Vene varicose dalla pelvi
che si estendono al
perineo e alla regione
glutea

Vene varicose nelle
gambe che originano da
varici pelviche

Fig 26

*Figura 26: Immagine di una paziente di sesso femminile con vene vari-
cose delle gambe di origine pelvica (segni 2B). Ci sono vene varicose
sulle gambe, nella parte superiore interna delle cosce ("para-vulvare")
e nel perineo, salendo sui glutei.*

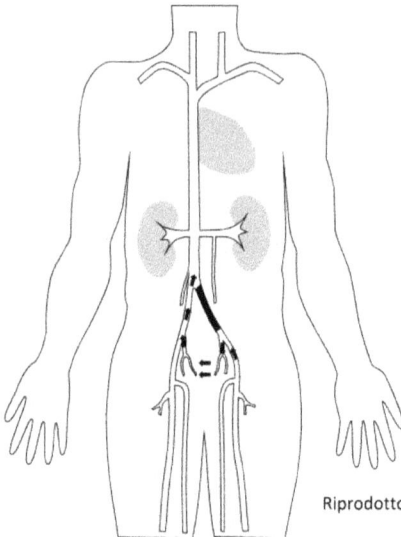

Fig 27

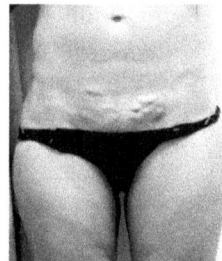

Riprodotto da: "Leg Ulcer Treatment Revolution"
ISBN: 978-1908586056

*Figura 27: Immagine di una paziente con vene varicose che attraver-
sano il basso addome sopra l'area pubica (segni 2B). Queste vene, e
le vene che corrono lungo i fianchi, indicano vene ostruite nel bacino.
Questo è un segno serio e necessita di essere indagato.*

Nelle donne, in particolare dopo il parto (anche se è stato osservato in donne che non hanno avuto figli), le vene varicose delle labbra, della vulva e della vagina sono relativamente comuni. Benché queste possano spesso essere relativamente piccole, in alcuni pazienti possono essere grandi e molto imbarazzanti. Ho avuto pazienti nelle quali le vene varicose vulvari sono così grandi che non sono in grado di urinare correttamente, indossare bikini o costumi da bagno e sono troppo imbarazzate per avere relazioni intime. Fortunatamente, queste possono essere tutte curate con le tecniche che abbiamo sviluppato alla "The Whiteley Clinic".

Negli uomini, le stesse vene sono viste sia come varicocele (vene intorno i testicoli) o meno comunemente come vene varicose dello scroto stesso.

In entrambi i sessi, anche se molto raramente, possono esserci vene varicose del perineo e vene varicose che si estendono fino ai glutei (Figura 26).

Infine, anche se più raro, c'è un segno molto importante sul bacino che necessita di essere notato. Se c'è un blocco di uno o più vene iliache, allora le vene varicose si possono vedere dilatate sul basso addome o sui fianchi (Figura 27). Questo è un segno molto serio in quanto mostra il blocco completo delle vene iliache o anche della vena cava inferiore.

2B - Segni visti sulle gambe

La sindrome da congestione pelvica contribuisce alle vene varicose delle gambe in un numero sorprendentemente alto di pazienti. Il reflusso venoso nelle vene varicose pelviche (sindrome da congestione pelvica) può fuoriuscire dal bacino per entrare nelle vene delle gambe attraverso diverse vie. Gli specialisti delle vene hanno nominato questi "punti di fuga" pelvici, anche se gli esperti discutono su quanti ce ne siano. I rapporti vanno da 4 a 7 punti di fuga.

Indipendentemente da quanti punti di fuga ci possono essere accademicamente, la cosa più importante per il paziente è capire che le vene varicose della gamba possono derivare dalle vene varicose pelviche. In altre parole, la sindrome da congestione pelvica può causare vene varicose alla gamba come può essere visto in Figura 26.

La "The Whiteley Clinic" è stata in prima linea in questa ricerca. Abbiamo dimostrato che 1 donna su 6 con vene varicose alle gambe ne ha una significativa parte derivante da vene varicose pelviche (sindrome da congestione pelvica). Di solito queste vene compaiono all'interno della parte superiore della coscia, vicino alla vulva (Figura 26). Abbiamo anche dimostrato che in tali donne, la mancata identificazione di queste vene varicose pelviche e il mancato trattamento è uno dei motivi principali per cui a queste donne ritornano di nuovo le vene varicose dopo il trattamento delle vene varicose delle gambe.

Non sorprende che la maggior parte dei medici che trattano le vene varicose non siano specialisti delle vene ma chirurghi vascolari specializzati in arterie, chirurghi generali, radiologi o altri medici non specializzati nelle vene. Alla maggior parte dei pazienti con vene varicose vengono controllate e trattate solo le vene delle loro gambe. Di conseguenza, l'uno su sei pazienti che hanno vene in realtà che derivano dal bacino non sono trattati adeguatamente e così le loro vene varicose spesso recidivano velocemente.

È per questo motivo che ogni paziente che viene valutato per vene varicose alla gamba alle "The Whiteley Clinic" ha un accurato ecodoppler per identificare le vene che entrano nella gamba dal bacino. Se viene trovata una di queste vene, alla paziente viene quindi offerto un ecocolordoppler venoso trans vaginale specialistico eseguito utilizzando il protocollo Holdstock-Harrison.

Recentemente, abbiamo anche mostrato lo stesso in 1 uomo su 30. Ancora una volta, abbiamo scoperto che questi uomini hanno spesso avuto un intervento chirurgico alle vene varicose da chirurghi vascolari (specializzati in arterie), chirurghi generali o radiologi interventisti, che non sono specializzati in disturbi venosi, e che non prestano per nulla attenzione alle vene pelviche. Di conseguenza, le vene varicose sono tornate subito dopo il trattamento dal momento che il reflusso venoso pelvico non è stato trattato.

In passato, abbiamo pensato che le vene varicose derivanti dal bacino e che discendono nelle gambe erano probabilmente legate solo a vene varicose minori e non a condizioni più gravi.

Tuttavia, di recente abbiamo visto pazienti con gravi danni alla pelle intorno alle caviglie totalmente dovuti alla sindrome da congestione pelvica e a vene varicose pelviche comunicanti con le vene delle gambe. Abbiamo anche pubblicato un caso di ulcera venosa della gamba che si è formata allo stesso modo. Questo paziente faceva parte del nostro studio sulla vena pelvica maschile. In questi casi, il trattamento della sindrome da congestione pelvica ha completamente guarito il paziente, e le solite vene nelle gambe che causano le vene varicose (grande e piccola vena safena) sono state risparmiate dal momento che erano completamente normali. Solo le vene superficiali visibili sulle gambe necessitavano di un trattamento una volta guarito il reflusso venoso pelvico.

Pertanto, qualsiasi medico o infermiere che valuta o cura le vene varicose delle gambe dovrebbe conoscere appieno la sindrome da congestione pelvica ed essere in grado di indagarla e trattarla. Pazienti con vene varicose che vanno da medici che non cercano o trattano la sindrome da congestione pelvica avranno chiaramente una possibilità molto più alta di recidive di vene varicose dopo il trattamento.

Come la sindrome da congestione pelvica provoca sintomi e segni

C'è stato un notevole interesse nel mondo della ricerca di recente per provare a capire perché la congestione venosa pelvica causa un dolore cronico pelvico così come gli altri sintomi 1A e 1B (sintomi all'interno del bacino e sintomi al di fuori del bacino).

Una recente rassegna di tutta la letteratura mondiale in questo settore è stata pubblicata elencando le diverse possibili cause.

Ingorgo delle vene: Il reflusso venoso allunga le pareti venose e dilatando le vene, provoca stasi venosa. Questi fattori possono stimolare i recettori del dolore nella parete venosa causando dolore pelvico.

Rilascio del neurotrasmettitore dalla parete venosa: Ci sono diversi neurotrasmettitori che sono stati suggeriti come colpevoli e bloccando questi con determinati farmaci si può aiutare ad alleviare parte del dolore.

Pressione meccanica: Le vene dilatate possono premere su strutture nel bacino provocando dolore per una pressione diretta su di essi.

A livello più elementare, sappiamo che il risultato finale del disturbo venoso è l'infiammazione. Questo è vero sia se i disturbi venosi causano reflusso venoso con il sangue che scorre nel modo sbagliato nelle vene a causa di insufficienza valvolare, di un'ostruzione venosa in cui il sangue non può fluire normalmente al cuore, o di stasi venosa dove il sangue ristagna, muovendosi quanto basta per fermare la coagulazione, ma diventando acido e irritando le pareti delle vene.

Tuttavia, quando si tratta di dare consigli ai pazienti circa il tipo di trattamento, diventa meno importante conoscere l'esatto meccanismo di come si verificano i sintomi. Ciò che è importante sapere è che se fermiamo il reflusso venoso, alleviamo qualsiasi ostruzione venosa e rimuoviamo qualsiasi stasi venosa, i sintomi migliorano o scompaiono.

Lo stesso si può dire per i segni di disturbo venoso pelvico, 2A (vene varicose visibili intorno al bacino e al basso addome) e 2B (vene varicose delle gambe).

Ancora una volta, sappiamo che il disturbo da reflusso venoso in natura è generalmente ascendente. Tuttavia, il meccanismo del perché le vene diventano varicose quando si è instaurato il reflusso venoso, è dovuto alla colonna di sangue che cade nella vena incompetente per forza della gravità. L'impatto della colonna di sangue che cade lungo la vena principale allunga le pareti degli affluenti e questi diventano varicosi (dilatati). Nelle gambe c'è un secondo tipo di reflusso chiamato reflusso attivo (o reflusso sistolico) ma non ci sono prove che questo sia presente nel disturbo venoso pelvico.

Un tempo si insegnava che fosse la pressione venosa ad allungare le pareti venose. Tuttavia, è più probabile che sia l'impatto della colonna di sangue che cade nella vena che provoca l'allungamento. Se stiamo in piedi o seduti per lunghi periodi senza muoverci il normale pompaggio del sangue venoso verso il cuore si fermerà e farà ulteriormente peggiorare eventuali varici. Ovviamente questo peggiora anche eventuali danni dovuti alla stasi venosa associata.

I principi del trattamento del reflusso venoso sono di fermare tutto il reflusso dall'estensione più prossimale all'estensione più distale, lasciando solo le vene che sono competenti e che possono pompare il sangue al cuore. Noi parleremo dei modi esatti in cui possiamo raggiungere questo obiettivo nelle vene pelviche in un capitolo successivo.

Quando sono presenti vene varicose visibili a causa di un'ostruzione dovuta
alle vene principali bloccate o compresse, le vene visibili stanno aggirando l'area ad alta resistenza che è ostruita o compressa.
Pertanto, il trattamento è quello di alleviare la vena ostruita, permettendo al sangue di ricominciare a scorrere normalmente. Questo eliminerà la pressione dalle vene varicose e, se non scompaiono, possono allora essere trattate in modo sicuro in quanto non sono necessarie come bypass.

Infine, la stasi venosa non provoca vene varicose visibili. Il trattamento della stasi venosa fa parte del trattamento dei sintomi, piuttosto che il trattamento di eventuali segni visibili esternamente.

Ora che abbiamo una buona comprensione dell'anatomia delle vene pelviche, di come funzionano, dei problemi che possono avere e quali sintomi e segni si verificano, possiamo considerare come dovremmo indagare e identificare la patologia venosa. In termini semplici, ora esamineremo come indaghiamo sulla sindrome da congestione pelvica.

Capitolo 6

Indagini per la sindrome da congestione pelvica

Come si presentano i pazienti con sindrome da congestione pelvica ai dottori

Prima di lanciarci nelle indagini, vale la pena ricapitolare quali pazienti hanno la sindrome da congestione pelvica e quindi come potrebbero presentarsi a un medico.

Come abbiamo già discusso in precedenza nel libro, i pazienti con la sindrome da congestione pelvica possono presentare sintomi o segni molto diversi tra loro. Coloro che hanno solo sintomi, sia all'interno del bacino (1A) che al di fuori del bacino (1B) hanno spesso passato mesi o anche anni di indagini. Hanno spesso visto diversi medici generici e specialisti, e spesso sono rimasti molto delusi per non aver trovato mai una causa per i loro sintomi. In alcuni casi ancora più gravi, alcuni pazienti hanno sofferto di dolori cronici per così tanto tempo che, anche dopo aver identificato e risolto la causa sottostante, il dolore persiste in modo inconsueto. Questo perché il dolore cronico può diventare un percorso consolidato nel cervello.

Inoltre, come abbiamo già detto, alcuni pazienti con chiari sintomi di sindrome da congestione pelvica finiscono per avere una normale ecografia trans vaginale usando il protocollo Holdstock-Harrison, e così hanno i sintomi della sindrome da congestione pelvica ma di origine non venosa. Quindi, fino a quando non viene eseguita una scansione con ecocolordoppler, a nessuno con soli sintomi (1A e/o 1B) dovrebbe essere diagnosticato un disturbo venoso pelvico (PVeD).

Pazienti che hanno i segni associati alla sindrome da congestione pelvica sono in qualche modo più facili da diagnosticare. La maggior parte dei pazienti con segni nella zona de bacino e al basso addome (2A) hanno sottostanti cause venose per i segni e quindi è molto più sicuro dare loro l'etichetta di disturbo venoso pelvico (PVeD) anche prima che sia stata eseguita una scansione definitiva.

Tuttavia, vediamo molte pazienti con vene varicose attorno alla vulva, vene varicose che si estendono sui glutei ed emorroidi che non hanno un significativo reflusso venoso pelvico. Infatti, sebbene noi sappiamo che esiste un legame tra reflusso venoso pelvico ed emorroidi, se le emorroidi fossero l'unico problema, sarebbe sbagliato iniziare ad indagare le altre vene pelviche se non ci fossero altri sintomi o segni che necessitano di essere indirizzati.

Quando si considerano i pazienti con segni 2A, vale la pena notare che questi rientrano in due modelli ben distinti. Vene varicose che attraversano la parte anteriore dell'addome inferiore, di solito appena sopra l'osso pubico, o vene varicose che corrono lungo i fianchi, possono essere indicative di problemi per una vena pelvica ostruita in quanto agirebbero come bypass esterni. Potremmo suddividerli come 2AO (la "O" per ostruttiva).

Le vene varicose 2A viste nella vagina, nella vulva, nelle labbra, nel perineo, intorno ai glutei, le emorroidi e intorno ai testicoli negli uomini sono quasi sempre dovute al reflusso venoso. In quanto tale, potrebbe essere possibile assegnare a questi 2AR (la "R" sta per reflusso). Tuttavia, potrebbero esserci casi sporadici dovuti a schiaccianoci o May-Thurner, quindi non uso ancora questa classificazione, a meno che non sia stata eseguita una TAC o Risonanza e l'ostruzione sia stata confermata o confutata.

I pazienti con sindrome da congestione pelvica più facilmente diagnosticabili sono quelli che presentano vene varicose alle gambe e, all'esame obiettivo, vengono trovate vene varicose nella regione para-vulvare (nella parte superiore interna della coscia vicino alla vulva - Figura 26) o con vene varicose che passano in diagonale lungo la parte posteriore delle cosce. Questi pazienti con segni 2B, di solito hanno vene varicose pelviche che necessitano di un trattamento per ridurre il rischio di vene varicose recidive alle gambe in futuro.

Infine, i pazienti possono avere più di una presentazione. È abbastanza normale per noi vedere pazienti con vene varicose alle gambe derivanti dal bacino (2B) che non hanno idea che le loro vene varicose possano essere collegate alle vene pelviche. Quando li esaminiamo e scoprono che le vene provengono dal bacino, molto spesso volontariamente dicono di avere sintomi pelvici o internamente (1A) o esternamente (1B) e che non li hanno mai indagati, o li hanno fatti indagare e nessuno è stato in grado di trovare una causa. Questi pazienti di solito sono molto felici quando ottengono che le vene varicose delle gambe vengono trattate e che allo stesso tempo hanno un miglioramento dei loro sintomi pelvici.

Un gruppo di pazienti ancora più affascinante sono quelli che si presentano
con vene varicose delle gambe derivanti dal bacino (2B) e assolutamente senza sintomi pelvici. Quando vengono trattate le loro vene pelviche come parte del trattamento delle vene varicose delle gambe, frequentemente dicono che i loro sintomi pelvici sono notevolmente migliorati, anche se non avevano sintomi pelvici alla presentazione. Una signora in questa situazione ha persino detto che era come avere un "lifting del bacino".

La semplice spiegazione per questo è che quando dolori di bassa intensità sono presenti da molto tempo, spesso diventano parte della psiche della persona, e vengono accettati come "normali" dal paziente. È un po' come indossare una maglietta scomoda o pruriginosa. Se l'hai avuta su tutto il giorno, ti dimentichi che è scomoda. È solo quando la togli e ottieni il sollievo che ti rendi conto di quanto fosse pruriginosa.

Pertanto, dopo aver esaminato queste diverse possibili presentazioni della sindrome da congestione pelvica, possiamo ora considerare quali indagini sono utili per fare la diagnosi.

Potresti essere piuttosto sorpreso del fatto che alcune delle indagini che sono ampiamente usate sono in effetti piuttosto imprecise e probabilmente non ci si dovrebbe fidare di dare una diagnosi accurata.

Cosa stiamo cercando?

A meno che un paziente non abbia chiari segni di vene pelviche ostruite (vene varicose che attraversano il basso addome appena sopra l'area pubica, o vene varicose che risalgono i fianchi - segni 2AO come descritto sopra) la prima cosa che cerchiamo è la presenza di reflusso venoso pelvico nelle vene gonadiche o nelle vene iliache interne. Possiamo cercare una causa ostruttiva per il reflusso più tardi dato che sappiamo che è molto più raro ed è abbastanza improbabile che sia presente se non c'è reflusso evidente in nessuna delle vene pelviche, né evidenti vene varicose dilatate nel bacino.

Abbiamo dimostrato che il reflusso venoso è un problema ascendente sia nelle vene delle gambe che nelle vene gonadiche, quindi dobbiamo sapere se c'è reflusso nella parte inferiore delle vene gonadiche. Le vene iliache interne sono già basse nel bacino così qualsiasi indagine che guarda l'estremità inferiore delle vene gonadiche è anche nella stessa area delle vene iliache interne.

Questo è importante in quanto la nostra ricerca ha dimostrato che il più comune modello di reflusso venoso pelvico è il reflusso nella vena ovarica sinistra e in entrambe le vene iliache interne (Figura 19). Quindi qualsiasi indagine che non includa la ricerca del reflusso nelle vene iliache interne è praticamente inutile.

Infine, stiamo cercando il reflusso venoso. Come abbiamo visto nei capitoli precedenti, il reflusso nelle vene pelviche è un reflusso passivo, con il sangue che refluisce giù nelle vene incompetenti per la gravità. Pertanto, qualsiasi prova che viene eseguita con un paziente disteso non mostrerà reflusso in una vena incompetente. Anche se potrebbero essere incorporate manovre artificiali per cercare di stimolare tale reflusso, ci saranno chiaramente errori sia nel sovra diagnosticare sia nel sotto diagnosticare il problema poiché questa non è la normale situazione fisiologica.

Pertanto, dai primi principi è chiaro che abbiamo bisogno di un test che possa:

- visualizzare la parte bassa delle vene gonadiche nel bacino

- visualizzare le vene iliache interne nel bacino

- essere eseguita con il paziente sia in posizione eretta o almeno a "testa in su" in modo che il reflusso si verifichi nelle vene incompetenti

- diagnosticare accuratamente il reflusso venoso

In passato, prima che la funzione delle vene pelviche fosse ben compresa, i radiologi hanno prodotto linee guida in documenti di ricerca per quanto riguarda il "normale" diametro" delle vene pelviche. La maggior parte della ricerca si è concentrata sulle vene gonadiche poiché si pensava che fossero le uniche importanti vene pelviche associate al reflusso. Sorprendentemente, molti medici pensano ancora che sia così!

Poiché i radiologi tendono ad utilizzare la TC, la risonanza magnetica (spesso chiamata MRV quando usata per le vene) e la venografia per le vene profonde all'interno del corpo e bacino, hanno prodotto linee guida che suggerivano che una misurazione del diametro della vena gonadica sarebbe potuta essere utilizzata per definire il normale dall'anormale.

È comune per i radiologi utilizzare un range tra i 6 e gli 8 mm di diametro
come diametro "normale" per una vena gonadica.

Questo significa che se il paziente ha una TC, una MRV o una venografia da sdraiato, e la sua vena gonadica misura uno di questi diametri o più, è classificato come "anormale". Se è meno, è diagnosticato come "normale".

Per un esperto di vene come me, questo è chiaramente ridicolo. Negli anni '90 era ben noto tra gli specialisti in flebologia che la dimensione di una vena nella gamba era irrilevante quando si valutava il reflusso associato a vene varicose o ulcere alle gambe. Dopotutto, le persone più grandi tendono ad avere vene più grandi e le persone più piccole hanno vene più piccole. Inoltre, giocano un ruolo anche l'esercizio fisico, la postura del corpo e molti altri fattori tra cui posizione, temperatura e ansia. È stato dimostrato che qualsiasi misurazione del diametro era inutile, e l'unica indagine rilevante era usare l'ecocolordoppler per cercare il reflusso venoso per diagnosticare se la vena era incompetente o meno.

Poiché l'ecocolordoppler utilizza il principio del Doppler, questa indagine può mostrare con precisione il flusso sanguigno nelle vene, non solo misurando in che direzione scorre il sangue ma anche quanto velocemente.

Per vedere il reflusso nelle vene safene della gamba, i pazienti dovevano stare in piedi con il peso sull'altra gamba o su un tavolo inclinato così che le gambe si trovassero in una posizione decisamente declive. Stare sdraiati era inutile poiché non c'era gravità a causare il riflusso di sangue. Anche se tutto questo è stato dimostrato negli anni '90, sono stato recentemente coinvolto in un caso in cui un chirurgo tedesco che lavorava in Inghilterra stava ancora scansionando le vene varicose dei suoi pazienti da sdraiati! Fortunatamente, queste terribili pratiche sono piuttosto rare ora.

Tuttavia, è scioccante come i radiologi interventisti ed i chirurghi che ora si stanno interessando alla sindrome da congestione pelvica ed ai disturbi venosi pelvici ignorino tutte queste lezioni che abbiamo imparato negli anni '90 e tutti i documenti di ricerca ed i libri di testo che sono stati pubblicati per quanto riguarda lo studio delle vene varicose e del reflusso venoso nelle vene safene delle gambe.

Che sia perché non provengono da un vero background venoso, o perché le vene pelviche sono profonde all'interno del corpo e quindi le considerano in qualche modo come aventi una fisiologia completamente diversa, non mi è chiaro.

Per dimostrare il punto, abbiamo eseguito uno studio di ricerca che abbiamo pubblicato cinque anni fa misurando il diametro delle vene ovariche nelle donne con e senza reflusso venoso ovarico. Abbiamo scoperto che non c'era assolutamente nessuna correlazione tra la presenza di reflusso e il diametro.

C'erano vene grandi e piccole che mostravano il reflusso venoso, e grandi e piccole vene delle stesse dimensioni che non mostravano reflusso. Il nostro studio ha mostrato che se il diametro della vena è stato utilizzato per determinare il trattamento, la metà delle vene che sono state trattate sarebbero normali e non avrebbero bisogno di cure, e viceversa metà delle vene che rimarrebbero non trattate perché "normali", stavano effettivamente refluendo!

Probabilmente non sorprende che molti studi di ricerca che esaminano il successo o il fallimento del sollievo dai sintomi dopo i soli trattamenti della vena pelvica tendono a mostrare solo una percentuale del 70-80% di successo dopo il trattamento.

Fino a quando non riusciremo a fare utilizzare a tutti gli stessi criteri diagnostici e gli stessi test, basati su scienza, logica e ricerca, sarà quasi impossibile confrontare i risultati e dare un senso alle strategie di trattamento tra diversi ospedali e cliniche.

Dopo aver spiegato i principi, esamineremo ora i test che vengono solitamente utilizzati per indagare la sindrome da congestione pelvica, in particolare se viene formulata una diagnosi di reflusso venoso pelvico.

Esami diagnostici comuni per la sindrome da congestione pelvica

Le comuni indagini diagnostiche per il dolore pelvico cronico o per altri sintomi pelvici nelle donne, e qualche volta negli uomini, sono:

- Laparoscopia

- Venografia

- Risonanza magnetica per immagini/venografia mediante risonanza magnetica (RM/MRV)

- Tomografia assiale computerizzata (TAC)

- Ecocolordoppler transaddominale

- Ecocolordoppler transvaginale

Laparoscopia

Sebbene la laparoscopia sia giustamente chiamata chirurgia "mini-invasiva", è pur sempre un intervento chirurgico. L'inserimento di un laparoscopio nella cavità addominale richiede un'anestesia generale e un ricovero in sala operatoria. C'è un rischio molto piccolo di perforazione dell'intestino o di qualcos'altro all'interno dell'addome. Il costo del chirurgo, dell'anestesista, degli infermieri e della struttura è considerevole. Sebbene la laparoscopia possa dire se c'è un tumore ovarico, delle aderenze, un nodulo di endometriosi, un'infezione o altre condizioni, non può diagnosticare la sindrome da congestione pelvica.

Questo perché in laparoscopia, il laparoscopio viene introdotto in quella che si chiama la "cavità peritoneale". Questa è una cavità rivestita di uno strato chiamato peritoneo. Sebbene sia possibile vedere lo stomaco, il fegato, la cistifellea, la milza, l'intestino tenue, l'utero, le ovaie e la vescica, non è possibile vedere nulla di ciò che si trova dietro lo strato peritoneale.

Inoltre, per introdurre il laparoscopio nella cavità addominale, viene pompato del gas al fine di creare spazio. Questo gas tende a spingere il sangue venoso fuori dalle vene nell'addome e nel bacino.

Le vene pelviche giacciono sull'altro lato dello strato peritoneale nella parte posteriore dell'addome e sotto la parte più bassa del peritoneo nel bacino. Pertanto, sebbene si possano intravedere delle vene in alcuni pazienti attraverso questa sottile membrana, in particolare se sono molto magri, non ci può essere una valutazione del reflusso venoso. Quindi, il meglio che si può ottenere con la laparoscopia è di escludere altre cause per il dolore pelvico o per i sintomi e pervenire a conoscenza di evidenti vene varicose nel bacino. Non basta non vederli in laparoscopia per dire che non sono presenti.

Pertanto, se si sospetta una sindrome da congestione pelvica da reflusso venoso pelvico, avrebbe molto più senso usare un metodo più economico come un ecocolordoppler transvaginale risparmiando ai pazienti tempo, rischi e spese di laparoscopia se una diagnosi positiva è stata trovata all'ecocolordoppler.

Venografia

Per chi non è medico la venografia suona come l'indagine ideale per cercare vene anormali.

La venografia è l'iniezione di un liquido di contrasto (comunemente -ma Erroneamente- chiamato "colorante") nelle vene, poi si fanno dei raggi X per vedere dove scorre. Tuttavia, ci sono molti problemi con questa indagine per la sindrome da congestione pelvica.

I raggi X sono radiazioni ionizzanti e al giorno d'oggi dovrebbero essere usati solo se non ci sono alternative. Il liquido di contrasto (o più correttamente mezzo di contrasto) è molto più denso del sangue e quindi non scorre nello stesso modo in cui il sangue scorre naturalmente nelle vene.

Se il contrasto scorre in una vena, può essere visto ai raggi X. Ma se il contrasto non scorre in una vena, anche se vi scorre sangue, non si vedrà dal venogramma. Pertanto, è possibile sbagliare le vene supponendo che il contrasto dei raggi X visto sullo schermo stia simulando il sangue.

I venogrammi vengono solitamente eseguiti sdraiati mentre le vene varicose e il reflusso venoso possono essere adeguatamente indagati solo quando il paziente è in posizione verticale o inclinato a "testa in su" in modo piuttosto deciso. Questa è una semplice conseguenza della gravità.

Anche se il paziente è inclinato con un angolo accettabile, il contrasto non scorre necessariamente allo stesso modo del sangue venoso a causa della differenza di densità. Inoltre, poiché il contrasto è denso e spesso abbastanza viscoso, viene solitamente iniettato sotto pressione. Come abbiamo discusso in precedenza, persino nelle vene dove il flusso può essere molto veloce, le pressioni venose sono basse. Il contrasto iniettato sotto pressione potrebbe benissimo seguire un percorso completamente diverso verso il sangue circostante a causa della pressione a cui viene iniettato.

Quando il contrasto viene iniettato, deve essere iniettato attraverso un lungo sottile tubo chiamato catetere. Questo catetere ovviamente deve essere posizionato da qualche parte. Il flusso del contrasto non dipenderà solo dalla pressione utilizzata per iniettarlo attraverso il catetere, ma anche esattamente da dove viene posizionata la punta del catetere. Come abbiamo visto in precedenza, abbiamo dimostrato che la progressione del reflusso nella vena ovarica è un modello ascendente. Pertanto, se la punta del catetere viene posizionata nella parte superiore della vena, vicino alla giunzione con la vena renale sinistra, è abbastanza possibile che non si vedrà il reflusso, anche se la metà inferiore della vena ovarica potrebbe essere incompetente. Verrà fatta una diagnosi errata.

Come tale, sebbene la venografia sia una parte essenziale del trattamento di sindrome da congestione pelvica in molti casi, è di valore limitato nella sua diagnosi , in particolare nel reflusso venoso che è la causa più comune.

Risonanza magnetica/venografia mediante risonanza magnetica (MRI/MRV)

La tecnologia della risonanza magnetica ha trasformato molte aree della medicina. Essendo totalmente non invasiva e non necessitando di raggi X, gli usi della risonanza magnetica si sono ampliati continuamente.

Può far notare la differenza tra molti diversi tipi di tessuto, in particolare quelli che contengono diverse quantità di acqua.

In combinazione con iniezioni di contrasto, vene e arterie possono essere viste chiaramente.

Tuttavia, la maggior parte delle macchine per la risonanza magnetica richiede che il paziente resti disteso. Il reflusso venoso passivo non si verifica quando i pazienti sono distesi. Il reflusso venoso richiede gravità.

Alcuni radiologi stanno cercando di aggirare questo problema facendo eseguire ai pazienti una speciale tecnica di respirazione chiamata Valsalva. In questa tecnica, il paziente si comporta come se stesse soffiando, ma tiene chiusa la bocca e/o la gola. Alcuni medici ottengono un effetto simile portando i loro pazienti a soffiare forte attraverso una cannuccia finissima. Questo aumenta la pressione nel petto, aumentando la pressione nelle vene vicino al cuore e anche nell'addome. Questo è fatto per cercare di stimolare il reflusso nelle vene incompetenti.

Sfortunatamente, non mostra il reflusso fisiologico - in altre parole il tipo di reflusso che è effettivamente presente nel paziente. Inoltre, anche se le vene ovariche possono essere visualizzate con questa tecnica con migliore accuratezza, le vene iliache interne non possono essere viste rifluire in modo affidabile usando queste tecniche.

La ricerca pubblicata da "The Whiteley Clinic" ha dimostrato che solo il 3% dei pazienti che abbiamo studiato con sindrome da congestione pelvica ha un isolato reflusso venoso ovarico. Il restante 97% ha un reflusso della vena iliaca interna come tutto o parte del loro modello di reflusso. Come tale MRI o MRV non sarebbero utili in questi pazienti, ed anzi potrebbe portare a una diagnosi e ad un trattamento errato.

Più significativamente, come già notato sopra, molti medici usano il diametro della vena ovarica, utilizzando MRV, nelle donne per diagnosticare la sindrome da congestione pelvica. Abbiamo studiato questo e pubblicato i nostri risultati nel 2015 mostrando che non c'era alcuna correlazione tra il diametro della vena ovarica ed il funzionamento delle valvole. Se i medici usano il diametro della vena ovarica, sbaglieranno nel 50% dei casi.

Pertanto, MRI/MRV non è utile come indagine di routine della sindrome da congestione pelvica. È utile solo in rari casi di anatomia complessa o quando non è possibile eseguire l'ecocolordoppler.

Tomografia assiale computerizzata (TAC)

La TAC ha poco o nessun vantaggio rispetto a RMI/RMV quando stiamo considerando l'indagine sulla sindrome da congestione pelvica. Essa utilizza i raggi X che sono radiazioni ionizzanti e che stiamo cercando di evitare quando possibile. I pazienti di solito sono sdraiati, il che impedisce che venga identificato un reflusso venoso corretto.

Il reflusso della vena iliaca interna non può essere visto in modo affidabile e, come notato sopra, anche il diametro delle vene ovariche è inutile.

Pertanto, come con MRI/MRV, la TAC non è utile come indagine di routine per la sindrome da congestione pelvica. È utile solo in rari casi di anatomia complessa o quando l'ecocolordoppler non può essere eseguito.

Ecocolordoppler trans addominale

L'ecocolordoppler è l'indagine gold standard per il reflusso venoso.

Ha rivoluzionato la chirurgia venosa sin dall'inizio degli anni '90. A condizione che venga eseguito nel modo corretto, fornisce i risultati migliori.

La maggior parte delle persone conosce gli ultrasuoni e ha visto scansioni di bambini prima della nascita o altri organi interni come la cistifellea. Questi sono generalmente immagini in bianco e nero. Come la maggior parte delle persone saprà, un ultrasuono non è invasivo. Si esegue mettendo gel per ultrasuoni sulla superficie della pelle e poi la sonda ecografica su quest'area.

Gli ultrasuoni irradiano le onde sonore nel corpo e lo stesso trasduttore capta gli echi, con un sofisticato computer che crea una foto.

L'ecocolordoppler utilizza una tecnologia migliorata oltre ogni semplice immagine in bianco e nero, per identificare l'eventuale flusso sanguigno. Usando il principio del Doppler, qualsiasi flusso sanguigno può essere identificato sull'immagine in bianco e nero. È possibile misurare la velocità usando la sola traccia Doppler, ma è usata raramente. Ciò che la maggior parte dei tecnologi vascolari usa è il flusso di colore dell'ecocolordoppler.

Qui è dove l'immagine in bianco e nero mostra tutte le strutture, e il flusso sanguigno si sovrappone a questa immagine in bianco e nero come una mappa a colori. Il sangue che scorre può essere rappresentato in qualsiasi colore, ma la maggior parte delle macchine usa il rosso per il flusso in una direzione e il blu per il flusso in un'altra direzione. La luminosità del colore mostra la velocità del flusso.

Nelle vene varicose delle gambe, l'ecocolordoppler venoso è stato rivoluzionario. Si può vedere il sangue scorrere nelle vene quando il muscolo è compresso. Se le valvole stanno lavorando, il sangue non torna indietro lungo la vena e quindi non si vede alcun flusso quando il muscolo viene rilasciato.

Tuttavia, se il paziente è in piedi e le valvole non funzionano, si vede il sangue risalire la vena comprimendo il muscolo, e poi lo si vede refluire verso il basso al rilascio. La capacità dell'ecocolordoppler venoso di identificare il reflusso nelle vene in modo non invasivo ha fatto di questo il test gold standard per le vene varicose e il disturbo da reflusso venoso nelle gambe.

Quando si tratta di valutare le vene pelviche, la scansione con l'ecocolordoppler può essere molto utile in determinate aree. Con abilità e rimuovendo il gas intestinale, si possono ottenere immagini chiare delle vene intorno ai reni e delle parti superiori delle vene gonadiche mentre passano lungo la parte posteriore dell'addome.

Nei pazienti magri, queste possono essere viste più facilmente. In tali pazienti, le vene gonadiche possono essere viste fino in cima al bacino. Nei pazienti magri con delle buone visioni, è possibile vedere le vene gonadiche nel bacino e nelle parti superiori delle vene iliache interne. Tuttavia, in pazienti meno magri, questo è più difficile o addirittura impossibile.

Sfortunatamente, l'ecocolordoppler transaddominale non può vedere le estremità inferiori delle vene ovariche e delle vene iliache interne in profondità nel bacino. Come spiegato sopra, il 97% del reflusso venoso nella sindrome da congestione pelvica è nelle vene iliache interne, e quindi l'incapacità dell'ecocolordoppler transaddominale di vedere con precisione queste vene, limita notevolmente il suo utilizzo. Inoltre, dato che sappiamo che il reflusso venoso ovarico è un problema ascendente, una parte superiore competente della vena ovarica non implica che la vena ovarica non sia refluente. Per questo in questi casi abbiamo bisogno di sapere se l'estremità inferiore è incompetente.

Pertanto, l'ecocolordoppler transaddominale è molto utile per verificare la sindrome dello schiaccianoci (nut cracker) e la sindrome di May-Thurner ma non è molto utile per capire cosa stia succedendo nel bacino o per cercare il reflusso nella vena iliaca interna. Inoltre, non mostra comunicazioni del reflusso venoso pelvico alle vene esterne, né la comunicazione del reflusso della vena iliaca interna con le emorroidi o con le vene varicose vulvari e vaginali. Pertanto, è molto utile quando combinato con un ecocolordoppler transvaginale ma ha un valore limitato come singola indagine.

Va notato a questo punto che le indagini sul reflusso venoso pelvico negli uomini, o nelle donne che non vogliono o non possono fare un ecocolordoppler trans vaginale, hanno bisogno di essere combinate con i test di cui sopra. Tali combinazioni potrebbero essere l'ecocolordoppler venoso transaddominale e la MRI, che potrebbero dover essere utilizzati insieme ad un venogramma come seconda migliore opzione.

Va inoltre notato che l'ecocolordoppler si basa totalmente sull'abilità e l'esperienza della persona che lo esegue. Come in tutte le tecniche che si affidano all'operatore, la precisione dell'ecocolordoppler venoso si riduce all'allenamento della persona, alla loro esperienza e alla frequenza con cui eseguono le scansioni. C'è una solida evidenza in molte aree della vita che per diventare un esperto in qualsiasi abilità pratica sono necessarie almeno 5000 ore, e probabilmente bisogna raggiungere le 10.000 ore.

Molti medici che gestiscono cliniche venose eseguono i loro propri ecocolordoppler. Sfortunatamente, in moltissimi casi, questo porta a diagnosi errate sia nelle vene varicose delle gambe che nelle vene varicose pelviche.

Questo perché raramente eseguono scansioni sufficienti in un giorno o in una settimana per mantenere il livello di competenza sufficientemente alto. Persino quelli che usano tecnologi vascolari per eseguire le scansioni non ottengono risultati migliori se il tecnico vascolare non esegue regolarmente le scansioni venose. Un grande parte di tecnologi vascolari è specializzata in arterie ed hanno pochi casi venosi sparpagliati durante la settimana.

Pertanto, il protocollo Whiteley richiede che tutte le nostre scansioni siano eseguite da tecnologi vascolari completamente formati nel protocollo Whiteley, che rappresenta il nostro approccio generale alle condizioni venose delle gambe e della pelvi, nonché nel protocollo Holdstock-Harrison per l'ecocolordoppler transvaginale venoso. Questo protocollo ora include anche una componente addominale (protocollo Holdstock-White) per la verifica della sindrome dello schiaccianoci e di May-Thurner. I tecnologi vascolari presso la The Whiteley Clinic non hanno altri compiti oltre all'ecocolordoppler venoso quotidiano, garantendo così che le loro capacità ecografiche non vengano diluite.

Ecocolordoppler transvaginale

L'ecocolordoppler transvaginale utilizza una specifica sonda transvaginale, consentendo di posizionare la sonda ecografica il più vicino possibile alle vene iliache interne, ai loro affluenti e alle estremità inferiori delle vene ovariche nel bacino.

Judy Holdstock e Charmaine Harrison della The Whiteley Clinic hanno speso molti anni nei primi anni 2000 perfezionando il loro protocollo per investigare la sindrome da congestione pelvica. Questo è stato integrato da un ulteriore lavoro di Angie White che si è unita al nostro team più di recente.

La paziente è posta ad un angolo di 45°, a testa in su e così in una posizione pressoché "seduta", che consente di osservare il reflusso venoso naturale dovuto all'effetto della gravità. Il manipolo per l'ecografia transvaginale è posizionato e poi ruotato per identificare tutte e quattro le vene pelviche che sono di nostro interesse. Il reflusso venoso viene controllato a riposo, con la paziente che esegue Valsalva e con la paziente che stringe e rilassa i glutei - una manovra chiamata "Manovra di Kegel". Questa contrazione muscolare forza il sangue a risalire le vene pelviche e poi, quando i muscoli si rilassano, qualsiasi reflusso può essere identificato.

Tutte e quattro le vene pelviche - entrambe le vene ovariche ed entrambe le vene iliache interne vengono controllate in questo modo. Grazie alla posizione della sonda, si possono vedere tutti gli affluenti e si può identificare anche la congiunzione di eventuali vene pelviche con le emorroidi, con vene vulvari o vene varicose delle gambe.

Abbiamo pubblicato uno studio che confronta l'ecocolordoppler venoso transvaginale secondo il protocollo Holdstock-Harrison con diagnosi mediante venografia, utilizzando i risultati del trattamento per i pazienti come esito. Questo studio, pubblicato nel 2015, ha dimostrato che l'ecocolordoppler venoso transvaginale è apparso migliore della venografia nel diagnosticare quali vene stavano refluendo e necessitavano di cure. Dato che abbiamo usato il successo di trattamento come esito, è altamente probabile che sia corretto in quanto ottenere il giusto risultato per il paziente è di primaria importanza.

Inoltre, Judy Holdstock e Angie White della "The Whiteley Clinic" hanno continuato a sviluppare la tecnica e hanno vinto il primo premio all'American College of Phlebology nel 2017. La loro ricerca premiata è stata sviluppata con l'aggiunta di entrambi gli ecocolordoppler trans addominali delle vene renali al protocollo Holdstock-Harrison e dell'ecocolordoppler transvaginale fornendo una comprensione completa dell'intero sistema pelvico venoso. Usando questa tecnica e lavorando sulle osservazioni del Dr David Beckett, sono stati in grado di mostrare che la sindrome dello schiaccianoci esiste raramente, e sono stati i primi a descrivere la sindrome dello "pseudo-schiaccianoci", come vedremo in seguito.

Come tale, è ormai chiaro che nelle pazienti che possono farlo, l'ecocolordoppler venoso transvaginale secondo il protocollo Holdstock-Harrison, combinato con l'indagine transaddominale utilizzando il protocollo Holdstock-White, è attualmente l'indagine gold standard per la sindrome da congestione pelvica.
Nelle Unità in cui non è presente personale con le competenze per eseguire l'ecocolordoppler venoso transvaginale con questi protocolli, devono quindi essere eseguite combinazioni di altri test. Però, eventuali risultati devono essere interpretati conoscendo le carenze di ciascuna particolare indagine.

Dopo aver svolto le indagini attualmente disponibili per il reflusso venoso pelvico, possiamo ora citare alcuni dei test più specialistici che possono essere utilizzati ma non sono necessari nella maggior parte dei casi.

Test più specializzati che possono essere utilizzati nella sindrome da congestione pelvica

Come abbiamo discusso in precedenza in questo capitolo, e in effetti anche in precedenza in questo libro, la sindrome da congestione pelvica copre un ampio numero di condizioni differenti. Persino se comprovato essere di origine venosa, è possibile che ci sia compressione o ostruzione delle vene come parte della condizione.

In caso di dubbi dopo l'ecocolordoppler e gli altri test sopra elencati, è possibile utilizzare i seguenti test.

Ecografia intravascolare (IVUS)

L'ecografia intravascolare (IVUS) è stato un importante sviluppo nel mondo vascolare. In sostanza, è una minuscola sonda ad ultrasuoni che si trova nella punta di un lungo tubo chiamato catetere, che può essere passato in un vaso sanguigno attraverso un sottile tubo chiamato cannula.

In anestesia locale, un ago può essere inserito in una vena nell'inguine. Un filo è passato sull'ago, un dilatatore è passato su questo ed un sottile tubo di plastica (cannula) inserito nella vena. Il filo e il dilatatore vengono rimossi. Il catetere IVUS può quindi essere passato attraverso la cannula e nella vena femorale e su attraverso le vene pelviche, nella vena cava inferiore.

Se necessario, è possibile utilizzare una radiografia esterna per verificare esattamente dove è il catetere IVUS. Il catetere viene quindi ritirato mentre l'ecografia é in esecuzione. Un'immagine dell'interno dell'area della sezione trasversale della vena è quindi formata. Qualsiasi compressione della vena può essere vista in alta risoluzione come un restringimento della vena, mentre il catetere viene tirato indietro attraverso di essa.

Anche se questa tecnologia può sembrare futuristica, presenta alcuni svantaggi. I cateteri sono monouso e quindi costosi. Inoltre, le indagini vengono generalmente eseguite con il paziente disteso, il che potrebbe influenzare la precisione di alcune misurazioni in aree ristrette. Così come le MRI/MRV e le TC possono talvolta mostrare vene apparentemente schiacciate o appiattite quando il paziente è disteso, lo stesso può accadere con l'IVUS. Il problema è che tale restringimento potrebbe essere legato alla posizione del paziente e potrebbe non avere un impatto significativo sul flusso sanguigno venoso durante l'attività normale.

Nel complesso, l'IVUS offre una visione eccezionale delle vene e una misurazione accurata dell'area della sezione trasversale. Permette di osservare la parete venosa e spesso fornisce una chiara visualizzazione di qualsiasi elemento esterno che possa comprimere la vena. Nel caso in cui sia necessario posizionare uno stent in una vena, l'IVUS può essere utilizzato anche dopo la procedura per garantire che lo stent sia posizionato correttamente e abbia prodotto l'effetto desiderato sull'area ristretta.

Tuttavia, nella nostra pratica, l'IVUS è raramente necessario e può essere considerato un lusso. È essenziale solo per pazienti complessi o pazienti con sindromi da compressione che richiedono una valutazione dettagliata prima del trattamento delle compressioni venose.

Pletismografia ad aria (APG)

La pletismografia ad aria è un test molto utile ed economico per misurare la funzione delle vene.

Esistono diversi protocolli a seconda di ciò che un medico vuole misurare. La tecnica che è utile per verificare se c'è una significativa ostruzione o compressione nelle vene iliache, è quella che è stata resa popolare da Evi Kalodiki e Christopher Latimer.

Nella forma più semplice, un bracciale pieno d'aria viene posizionato intorno alla parte inferiore della gamba e gonfiato a una certa pressione per tenerlo in posizione. Al paziente viene detto di stare in piedi e la pompa che riempie il bracciale viene azionata finché non si stabilizza. Il paziente quindi si sdraia, sollevando rapidamente la gamba. Se possibile, questo è eseguito su un lettino inclinabile e il paziente viene inclinato dalla posizione eretta a testa in giù. Se le vene nella gamba e nel bacino sono aperte e non c'è ostruzione, la gamba si svuota molto velocemente.

Al contrario, se c'è un restringimento o un'ostruzione nelle vene della gamba o del bacino, il flusso in uscita dalla gamba è impedito. Questo è rappresentato da un lento sgonfiamento del bracciale (Figura 28).

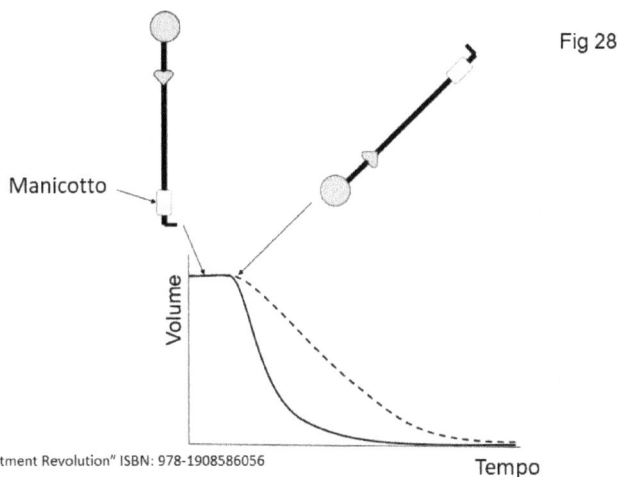

Fig 28

Manicotto

Volume

Tempo

Riprodotto da:
"Leg Ulcer Treatment Revolution" ISBN: 978-1908586056

Figura 28: diagramma che mostra come viene utilizzata la pletismografia ad aria per indagare una possibile ostruzione del deflusso venoso. Un bracciale intorno al polpaccio misura il volume della gamba in piedi. Il paziente si sdraia ed eleva la gamba (o viene ribaltato a testa in giù su un lettino inclinabile). Se le vene sono aperte, il sangue defluisce rapidamente, riducendo rapidamente il volume della gamba (linea continua). Ma se c'è un'ostruzione, il sangue esce più lentamente (linea spezzata).

La pletismografia ad aria rappresenta un ottimo test di screening per individuare eventuali significative restrizioni o ostruzioni nelle vene pelviche. Anche se non fornisce un'indicazione precisa della posizione esatta della compressione, è un test funzionale poco costoso e altamente efficace. Se il risultato è negativo, non sono necessarie ulteriori e costose immagini diagnostiche. Tuttavia, se il risultato è positivo e viene confermata la presenza di un restringimento durante le successive immagini diagnostiche, questo è sicuramente significativo.

L'alternativa sarebbe quella di utilizzare prima uno dei test di immagine più costoso. Ad ogni modo, qualsiasi compressione che potrebbe essere identificata avrebbe ancora bisogno di un test funzionale per vedere se è significativa o meno.

Pertanto, la pletismografia ad aria è molto utile se c'è qualche sospetto di May-Thurner, NIVL o qualsiasi altra compressione o ostruzione della vena iliaca.

Misurazioni della pressione intravenosa

Nella malattia arteriosa, le misurazioni della pressione intra-arteriosa sono l'indagine gold standard per un restringimento significativo (stenosi). In un'arteria, dove il sangue è ad alta pressione e scorre veloce, qualsiasi restringimento fa accelerare il sangue. Pertanto l'ecocolordoppler, cioè basato sul Doppler, può vedere quest'area di maggiore velocità del sangue.

Tuttavia, nelle arterie, tale restringimento è significativo solo se c'è un calo di pressione. Questo è perché l'energia del sangue arterioso viene misurata calcolando quanta pressione c'è in esso. Se deve lavorare per attraversare un'area ristretta, allora c'è meno energia nel sangue per guidarlo ai tessuti.

Quindi l'accelerazione del sangue vista sul doppler suggerisce che c'è un restringimento, ma solo le misurazioni della pressione possono dire se è veramente significativo.

Sfortunatamente, non è lo stesso nella fisiologia venosa. Le pressioni venose sono molto basse e quindi cercando di misurare un calo della pressione venosa sopra un'area ristretta è molto problematico. Inoltre, le vene possono dilatarsi notevolmente più delle arterie. Quindi, quando i pazienti camminano, non solo il flusso del sangue cambia notevolmente per il pompaggio dei muscoli delle gambe, ma in aggiunta, le vene sane possono dilatarsi. Se una vena si dilata, questo ovviamente influenza la velocità del sangue che scorre al suo interno.

Attualmente, le pressioni venose vengono misurate quando il paziente è sdraiato ed immobile su un tavolo a raggi X.

I protocolli possono superare alcuni di questi inconvenienti, ma ora le pressioni endovenose non hanno un ruolo importante nelle indagini venose. Ci sono alcuni nuovi dispositivi come i monitor della pressione endovenosa indossabili che potrebbero rivelarsi molto utili in futuro. Tuttavia, non sono attualmente disponibili se non nelle Unità dove si fa ricerca.

Ora che abbiamo spiegato quali indagini sono disponibili, possiamo parlare dei trattamenti disponibili per le diverse presentazioni della sindrome da congestione pelvica.

Capitolo 7

Il trattamento della sindrome da congestione pelvica dovuta ai disturbi venosi pelvici

Principi di trattamento

Quando arriviamo a pensare al trattamento delle condizioni pelviche, ancora una volta dobbiamo tornare al problema che ci sono molte diverse presentazioni e anche diverse cause alla base di queste presentazioni.

Pertanto, per renderlo il più semplice possibile, spezzeremo la sezione del trattamento in due grandi aree.

In questo capitolo, esamineremo i principi di trattamento delle anomalie venose che si riscontrano nei pazienti che presentano sindrome da congestione pelvica e si scopre che hanno una causa venosa. Pertanto, questi pazienti hanno diagnosi di disturbi venosi pelvici.

Una volta discussi i principi, passeremo attraverso i modi pratici in cui questi principi sono raggiunti con il nostro attuale protocollo di trattamento (strutturato nella parte pelvica del Whiteley Protocol).

Nel prossimo capitolo, poi, esamineremo il processo decisionale per i diversi pazienti con diverse presentazioni di sindrome da congestione pelvica e diversi problemi sottostanti. Questo dovrebbe far diventare più chiaro il processo di come usiamo i principi del Whiteley Protocol.

Quindi, iniziamo con i principi base del trattamento

Una volta che è stata suggerita la sindrome da congestione pelvica (PCS), ed è stata confermata la causa dei sintomi di presentazione (1A, 1B) o dei segni (2A, 2B) come probabile disturbo venoso pelvico (PVeD) con un ecocolordoppler venoso trans vaginale utilizzando il protocollo Holdstock-Harrison, con l'ecodoppler transaddominale utilizzando il protocollo Holdstock-White, il trattamento può essere pianificato. Se c'è qualche dubbio in merito alla diagnosi, possono essere necessarie altre indagini, come spiegato nell'ultimo capitolo.

Tuttavia, in linea di principio:

- nei rari casi di ostruzione venosa (sia occlusione completa o restringimento significativo dovuto a compressione o patologia endovenosa) l'ostruzione deve essere trattata per prima. Una volta trattata, può quindi essere fatta una rivalutazione per vedere se è necessario un ulteriore trattamento per il reflusso.

- nella maggior parte dei casi c'è solo reflusso venoso e quindi la correzione di questo è la prima priorità

- la stasi venosa viene trattata contemporaneamente al reflusso venoso nella maggioranza dei casi

- se ci sono comunicazioni da vene varicose pelviche a significative vene varicose nelle grandi labbra, nella vulva, nella vagina, nel perineo o nelle gambe, queste vengono trattate alla fine di tutti gli altri trattamenti.

Come per tutte le condizioni mediche, inizialmente dobbiamo considerare i trattamenti conservativi, quindi passare per trattamenti medici prima di arrivare a trattamenti interventistici. Questo è l'approccio standard in medicina secondo il principio del "non nuocere".

Tuttavia, la maggior parte dei pazienti che vengono a trovarci è già passato attraverso la maggior parte dei trattamenti conservativi e medici, più comunemente perché questo approccio è parte di un "shotgun approach, impiegato da medici che hanno consultato in precedenza e che sono incerti sulla diagnosi.

Trattamenti conservativi

Trattamenti conservativi in termini medici significa trattamenti che hanno poco o nessun rischio. Di solito significa quindi "cose che puoi fare" o, a volte, "farmaci che puoi prendere".

Come abbiamo discusso in precedenza, la sindrome da congestione pelvica è di solito causata da reflusso venoso nelle vene gonadiche e/o iliache interne, raramente può essere causato da un'ostruzione venosa, e che sia reflusso e/o ostruzione, ha associata stasi venosa nelle vene pelviche.

Poiché il reflusso e l'ostruzione sono fenomeni fisici, è improbabile che i trattamenti conservativi possano avere effetto, tranne nei casi più lievi.

Tuttavia, è sensato provare tali trattamenti conservativi se i sintomi o i segni non sono molto gravi e il paziente è pronto a spendere tempo e denaro per vedere se funzioneranno.

Posizione, massaggio pelvico e compressione

Chiaramente dalla comprensione dell'anatomia delle vene pelviche e del loro funzionamento, come descritto nei capitoli 3 e 4, mettere un paziente disteso con il sedere elevato fermerà il reflusso nelle vene pelviche e aiuterà anche a svuotare la stasi venosa che giace nelle vene varicose dilatate nel bacino. Questo è un buon test per la sindrome da congestione pelvica. Ci sono alcuni posti nel mondo dove sono stati sviluppate diverse forme di massaggio pelvico, per cercare di mantenere la stasi venosa e il reflusso al minimo.

Tuttavia, nella vita quotidiana della maggior parte delle persone, è impossibile mantenersi sdraiati e sollevare la parte inferiore o continuare a fare massaggi pelvici, anche se si scopre che funziona per l'individuo. Se, tuttavia, il problema è una vera ostruzione, allora è improbabile che queste manovre facciano in ogni caso la differenza.

Recentemente è stato pubblicato uno studio dalla Russia che suggerisce che i pantaloncini compressivi (tipo pancera) possono aiutare. Pantaloni a compressione che danno compressione alla vulva e all'area perineale, nonché compressione all'addome anteriore, sembrano essere in grado di aiutare ad alleviare i sintomi della sindrome da congestione pelvica.

Poiché molte delle vene coinvolte nella sindrome da congestione pelvica risiedono nel profondo del bacino, questo risultato è un po' sorprendente. Inoltre, la pressione sul basso addome eserciterà anche pressione sulla vescica e sull'intestino. In alcuni pazienti questo può causare frequenza urinaria e cambiamenti nell'abitudine intestinale.

Tuttavia, se l'aumento della pressione intra-addominale e della pressione nel bacino dovuto alla compressione sulla parte anteriore del basso addome è significativo, questo potrebbe essere un modo economico e semplice per migliorare i sintomi in alcuni pazienti.

Attualmente stiamo eseguendo uno studio randomizzato presso "The Whiteley Clinic", supportato da un premio di ricerca di Bauerfeind per vedere se possiamo confermare questi risultati. Questi risultati dovrebbero essere disponibili nel 2022-2023.

Come con le calze compressive per gambe con vene varicose o altre condizioni venose come ulcere alle gambe, la compressione aiuterà solo quando si indossa l'indumento di compressione. Non appena viene tolto, il il reflusso venoso sottostante continuerà, e la stasi venosa si accumulerà. Da qui si evince che non è un trattamento della condizione, ma un sollievo sintomatico mentre il capo viene indossato.

Farmaci

Molti pazienti usano la semplice analgesia per qualsiasi dolore a casa e hanno di solito esaurito questa come opzione prima di arrivare ad un trattamento specialistico.

Il medrossiprogesterone acetato è stato usato come compressa orale con del beneficio nei pazienti con sindrome da congestione pelvica dovuta a reflusso venoso pelvico. Questo non ha alcun effetto sul reflusso stesso ma ha un effetto sui neurotrasmettitori rilasciati come parte del processo infiammatorio. Pertanto, questo può aiutare con il sollievo dai sintomi anche se ovviamente non arriva alla causa sottostante. Come tale, ancora una volta bisogna riconoscere che si tratta di un sollievo sintomatico e non di una cura.

C'è stato un lavoro recente sulla frazione flavonoide micro-purificata (MPFF) che deriva dagli agrumi. Questo gruppo di sostanze chimiche è stato utilizzato in tutto il mondo e ha dimostrato di avere un effetto positivo nei sintomi delle vene varicose delle gambe e delle ulcere venose delle gambe. In gran parte sembra agire riducendo l'infiammazione causata dai disturbi venosi. Ci sono alcuni altri interessanti possibili effetti che sono allo studio.

Ancora una volta, gli MPFF possono aiutare ad alleviare i sintomi nei pazienti con sindrome da congestione pelvica dovuta a reflusso venoso pelvico e a stasi venosa. Tuttavia, non cura la condizione ed è probabile che i sintomi ritornino una volta il farmaco è stato interrotto.

Trattamento interventistico per la sindrome da congestione pelvica dovuta a disturbi venosi pelvici

Nella considerazione dei trattamenti interventistici, è importante distinguere tra il trattamento del reflusso venoso pelvico, che è causa della sindrome da congestione pelvica, e l'ostruzione. La stasi è comune sia al reflusso che all'ostruzione e quindi non necessita di trattamento specifico.

La ricerca di oltre 20 anni della "The Whiteley Clinic" ha dimostrato che la stragrande maggioranza dei pazienti affetti da sindrome da congestione pelvica (PCS) a causa di disturbi venosi pelvici (PVeD) ha un reflusso venoso pelvico come causa sottostante. Pertanto, prima ci concentreremo sul trattamento interventistico del reflusso venoso pelvico.

Principi di ablazione venosa per il reflusso

Prima di procedere alla discussione dei trattamenti interventistici, è importante capire perché eliminiamo le vene per curare i pazienti.

Molti pazienti ci domandano "dove andrà il sangue" quando chiudiamo definitivamente una vena. Questo è un malinteso comune ed è spesso frainteso persino da medici e infermieri che eseguono trattamenti venosi! Li sentirete spesso dire che "il sangue troverà un'altra strada". Se lo senti, preoccupati della persona con cui stai parlando!

Per quanto riguarda il reflusso venoso pelvico, esamineremo l'argomento gradualmente in modo da capire la logica del perché le vene devono essere eliminate in modo permanente. Alla fine capirai anche perché è indispensabile ablare solo vene con comprovato reflusso. Ecco perché dovresti fare molta attenzione a quale test viene utilizzato e perché la diagnosi tramite solo MRI, MRV e scansione TAC, e persino la venografia, è una preoccupazione.

La prima cosa da considerare è che le vene portano via il sangue dagli organi e ritornano al cuore. Pertanto, tutte le vene pelviche dovrebbero scorrere verso l'alto (Figura 29). Come abbiamo mostrato prima, il sangue normalmente non scorrerebbe contro gravità e abbiamo già discusso nei capitoli precedenti come il sangue viene pompato in questo modo. Non lo ripeteremo, ma accetta semplicemente che il sangue scorre verso l'alto contro la gravità.

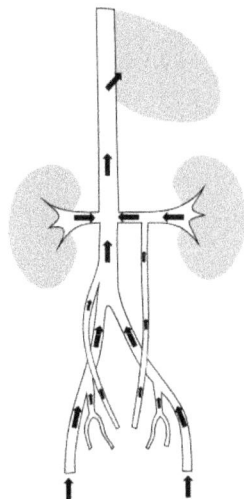

Fig 29

Figura 29: Direzione normale del flusso sanguigno venoso nelle vene pelviche.

Consideriamo il semplice caso in cui la vena gonadica sinistra in una donna è diventata incompetente. Essendo una donna, la vena gonadica in questione è la vena ovarica sinistra. Questo è rappresentato nella Figura 30.

Considerata la situazione normale, dove tutte le vene pelviche sono competenti come in Figura 29, possiamo vedere che tutto il sangue che entra nelle vene pelviche dalle gambe e tutto il sangue che fuoriesce dagli organi pelvici nelle vene pelviche, passerà attraverso le vene pelviche pertinenti per arrivare al cuore. Il sangue venoso dalle gambe risalirà le vene iliache nella vena cava inferiore direttamente al cuore. Il sangue venoso dal profondo del bacino passerà dalle vene iliache interne, nelle vene iliache comuni e di nuovo attraverso la vena

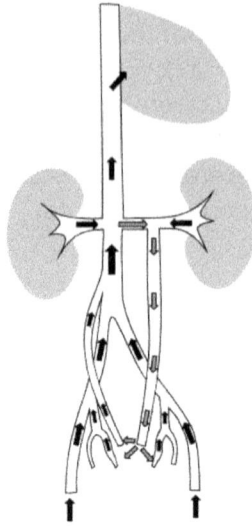

Fig 30

Figura 30: Reflusso della vena ovarica sinistra in una donna. Il sangue refluisce lungo la vena ovarica sinistra e in più affluenti nella pelvi. Questi si dilatano, diventando vene varicose nel bacino, mentre il sangue venoso scorre verso le vene competenti, per tornare al cuore.

cava inferiore nel cuore. Il sangue venoso dalle ovaie, dall'utero e dagli organi circostanti passerà le vene ovariche, raggiungendo la vena cava inferiore (a sinistra attraverso la vena renale sinistra) arrivando al cuore.

Questa è la situazione normale e il 100% del sangue venoso dalle gambe e dal bacino tornano al cuore.

Consideriamo ora la vena ovarica sinistra incompetente con il reflusso della vena ovarica sinistra in Figura 30.

Ancora una volta, tutto il sangue delle gambe passa nelle vene iliache e nella vena cava inferiore. La maggior parte poi andrà al cuore. Tuttavia, una parte devierà nella vena renale sinistra, refluendo lungo la vena ovarica sinistra incompetente. Il sangue venoso dal profondo del bacino scorrerà nelle vene iliache interne nelle vene iliache comuni e poi su per la vena cava inferiore.

Ancora una volta la maggior parte del sangue tornerà al cuore, ma una parte può deviare nella vena renale sinistra e refluire lungo la vena ovarica sinistra. Il sangue venoso sul lato destro degli organi pelvici scorrerà su nella vena ovarica destra e nella vena cava inferiore. Ancora una volta la maggior parte tornerà al cuore, ma una parte rifluirà lungo la vena ovarica sinistra.

Quindi, ora possiamo vedere che sebbene il 100% del sangue inizi risalendo le vene verso il cuore, una certa percentuale refluisce giù lungo la vena ovarica sinistra. Supponiamo che si tratti del 5%. Questo significherà che il cuore riceve solo il 95% del sangue previsto e il 5% cadrà nella vena ovarica sinistra.

C'è così tanto sangue che torna al cuore da tutte le vene nel corpo, che il cuore non nota una riduzione così piccola nel sangue venoso che vi ritorna.

Tuttavia, il reflusso di sangue lungo la vena ovarica sinistra, che dovrebbe trasportare sangue venoso lontano dal bacino, provoca effetti drammatici. Il sangue che refluisce colpisce le vene sul lato sinistro del bacino, dilatando le pareti e provocando un improvviso aumento di pressione all'interno di quelle vene. Questo può causare infiammazione e, se c'è abbastanza infiammazione, può causare dolore. Inoltre, le vene si dilateranno nel bacino per accogliere questo sangue, causando stasi venosa.

Ovviamente, questa è una situazione dinamica. Con il 5% del sangue che cade giù lungo la vena ovarica sinistra nel bacino, le vene competenti che drenano il bacino devono riportare ancora più sangue al cuore. Esse ora devono prendere il 105% del normale flusso sanguigno venoso, ovvero: tutto il sangue venoso che devono trasmettere PIU' il 5% che è già passato nelle vene ma è refluito nel bacino.

Questo sangue che refluisce deve passare attraverso le reti venose pelviche per essere raccolto attraverso le vene pelviche competenti. In questo caso, attraverso le vene iliache interne su entrambi i lati e la vena ovarica destra, per ricongiungersi alla normale via del flusso sanguigno venoso da queste vene (Figura 30).

Quindi, come notato sopra, questo ora significa che le vene iliache interne e le vene ovariche destre non solo stanno trasportando il 100% del proprio sangue, ma devono dilatarsi per accogliere il sangue in eccesso dal reflusso della vena ovarica sinistra. Inoltre, le reti di vene nel bacino si dilatano (diventano "varicose"), a causa dell'aumentato volume di sangue che cade nella vena ovarica sinistra e che defluisce verso queste altre vene competenti. È così che si formano le "vene varicose pelviche".

Più a lungo si permette a ciò di continuare, più grandi è probabile che diventino le vene varicose pelviche, più la vena ovarica si allungherà e dilaterà, aumentando il reflusso venoso e più le vene iliache interne e la vena ovarica destra dovranno lavorare per stare al passo con il sangue che refluisce.

Quando le vene varicose pelviche si dilatano, si verifica più infiammazione e un aumentato volume di sangue di stasi si raccoglie nelle vene varicose pelviche, aumentando le possibilità e la gravità di qualsiasi dolore pelvico o altri sintomi interni.

Quindi, qual è il modo logico per trattare questo?

È logico provare a usare metodi conservativi o farmaci?

Nessuno di questi metodi corregge il problema sottostante: che è l'insufficienza della vena ovarica sinistra. Infatti, se lasciata a sé stessa, l'incompetenza peggiorerà dato che la vena si dilata e più sangue refluisce giù, peggiorando la situazione clinica. Queste misure conservative e i farmaci non fermeranno questo deterioramento.

Certo, in un mondo perfetto, faremmo tornare a funzionare le valvole della vena ovarica sinistra. Ciò renderebbe competente la vena ovarica sinistra, ripristinando la normale funzione.

Sfortunatamente, questo è impossibile con la tecnologia attualmente disponibile.

Pertanto, il meglio che possiamo fare attualmente è bloccare in modo permanente la vena ovarica sinistra (Figura 31).

Se riusciamo a chiudere definitivamente questa vena, la funzione di tutte le altre le vene torna normale. Il sangue venoso dal rene sinistro ora può fluire attraverso la vena renale sinistra nella vena cava inferiore senza essere deviato. Il sangue dalle gambe può salire verso l'alto attraverso le vene iliache, la vena cava inferiore, e tutto arriva al

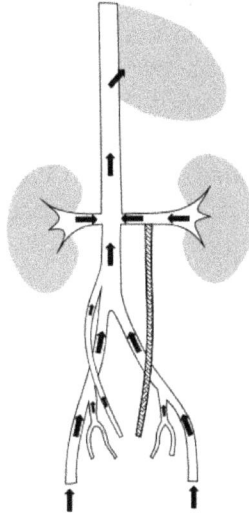

Fig 31

*Figura 31: Il miglior trattamento al momento attuale è di bloccare per-
manentemente la vena ovarica sinistra, arrestando il reflusso. Questo
consente a tutte le vene competenti di tornare alla loro normale funzione. Ora devono trasmettere un po' più di sangue rispetto a quando
la vena ovarica sinistra funzionava normalmente, MA questo è di gran
lunga inferiore alla quantità che dovevano trasportare quando prende-
vano tutto questo sangue E tutto il sangue che refluiva lungo la vena
ovarica sinistra incompetente.*

cuore. Il sangue venoso dal bacino profondo può risalire le vene iliache
interne su ciascun lato, unendosi al sangue che scorre dalle gambe,
raggiungendo ancora una volta il cuore. Il sangue dalla vena ovarica
destra si unisce allo stesso modo alla vena cava inferiore e raggiunge
il cuore.

Ancora una volta, l'ordine viene ripristinato e il 100% del sangue
venoso raggiunge il cuore.

Quindi, sebbene abbiamo ablato in modo permanente la vena
ovarica sinistra, abbiamo riportato alla normalità il flusso di sangue
venoso senza alcun effetto dannoso per il corpo. In effetti, abbiamo
invertito gli effetti dannosi per le vene pelviche e gli organi che erano
causati dal reflusso venoso nella vena ovarica sinistra.

Potresti pensare che queste vene competenti ora debbano

"lavorare più duramente" per accomodare più sangue del solito, per compensare il fatto che la vena ovarica sinistra sia stata eliminata dal sistema. Tuttavia, è vero il contrario. Una volta che la vena ovarica sinistra incompetente viene rimossa, le vene competenti devono solo fare il loro lavoro normale, più un piccolo extra per compensare la mancanza della vena ovarica sinistra. Questo è considerevolmente inferiore a tutto il volume di sangue venoso che refluisce nella vena ovarica sinistra incompetente.

È importante notare che questo argomento vale solo se è stata chiusa (ablata) la vena corretta.

Se avessimo asportato una vena che funzionava normalmente (era competente) avremmo peggiorato la situazione. Se avessimo lasciato da trattare una vena che era incompetente, ancora una volta la situazione peggiorerebbe con il tempo. Ecco perché è così importante assicurarsi che sia stata eseguita l'indagine corretta e che sia stato pianificato il trattamento corretto.

Vediamo un gran numero di pazienti alla "The Whiteley Clinic" a cui è stato detto hanno avuto una "embolizzazione della vena pelvica" altrove, solo per scoprire che quando eseguiamo l'ecocolordoppler venoso trans vaginale secondo il protocollo Holdstock-Harrison, o è stata trattata la vena sbagliata o è stata trattata in modo inadeguato. Solitamente la ragione di questo è che è stata usata la MRI/MRV, TAC o venografia per diagnosticare la sindrome da congestione pelvica (vedi capitolo precedente) o talvolta un'errata ablazione, con la vena bloccata troppo in alto e non in fondo alla vena (vedi più avanti).

Come si chiude (ablazione) permanentemente una vena pelvica?

Prima di parlare delle vene pelviche, dobbiamo rivedere le lezioni che abbiamo imparato negli ultimi 20 anni sul trattamento delle vene varicose delle gambe. Proprio come nel capitolo sull'imaging, le lezioni che abbiamo appreso nel trattamento delle vene varicose delle gambe hanno una rilevanza diretta per un trattamento di successo delle vene pelviche.

Dal 1890, i medici curavano le vene varicose delle gambe con chirurgia aperta. Questo processo includeva tagliare la pelle e i tessuti superficiali, identificando la vena bersaglio e legando la vena con una legatura chirurgica.

Sfortunatamente, questo non funzionava nella maggior parte dei casi. Di solito la legatura si rompeva e la vena si riconnetteva.

A metà del XX secolo, i medici hanno iniziato a legare la vena e poi a sfilarla. Il processo di pensiero era che se la vena non fosse solo legata ad un'estremità ma anche sfilata, non sarebbe in grado di ricollegarsi nel caso in cui la sutura della legatura si fosse dissolta o rotta. Tuttavia, una ricerca premiata della "The Whiteley Clinic" nel 2005, pubblicata nel 2007, ha mostrato che la rimozione di una vena della gamba di solito ne provoca la ricrescita. Quando ricresce, abbiamo dimostrato che ricresce di nuovo, ma senza valvole. Quindi, quando è ricresciuta, semplicemente diventa di nuovo una vena varicosa.

Nel marzo 1999, Judy Holdstock ed io abbiamo eseguito il primo trattamento di chirurgia endovenosa nel Regno Unito. Utilizzando un catetere a radiofrequenza, fatto risalire lungo una vena della gamba sotto guida ecografica, abbiamo riscaldato la parete venosa a 85°C e abbiamo distrutto definitivamente la vena. Nel 2004 ho pubblicato i principi di come la corretta quantità di calore distrugge una parete venosa portando alla chiusura permanente per fibrosi, e come un inadeguato calore causerà una chiusura temporanea per coagulo (trombosi), solo per riaprirsi di nuovo quando il coagulo si risolverà.

Sebbene i primi lavori riguardassero l'ablazione con radiofrequenza, abbiamo successivamente dimostrato che possiamo chiudere le vene più elegantemente con altri metodi di riscaldamento delle vene. Attraverso il nostro dipartimento di ricerca, abbiamo dimostrato che diversi dispositivi laser possono essere utilizzati per riscaldare la vena dall'interno (ablazione endovascolare laser), e recentemente abbiamo introdotto le microonde (ablazione endovascolare a microonde).

Nel maggio 2019, abbiamo introdotto un modo totalmente non invasivo di riscaldare le vene con ultrasuoni focalizzati ad alta intensità (HIFU o ecoterapia). Tutti questi hanno successo perché usano il calore sia per contrarre proteine sia per uccidere le cellule della parete venosa. Come da mia ipotesi nel 2004, è la morte delle cellule nella parete venosa ad essere necessaria per provocare l'ablazione venosa permanente.

Molti medici hanno provato a sostituire questa tecnica di riscaldamento con un metodo chimico di iniezione chiamato scleroterapia con schiuma. Lo abbiamo studiato in dettaglio e, sebbene la scleroterapia con schiuma funzioni nelle vene piccole con pareti sottili, provoca coaguli nelle vene più grandi con pareti più spesse. Poiché il sangue non scorre in una vena coagulata (trombizzata), questa sembra essere stata chiusa con successo (ablata) tramite l'ecocolordoppler nel breve termine.

In ogni caso, il coagulo si risolve lentamente e la vena si riapre nel lungo termine rimanendo comunque incompetente. Quindi, questa 'chiusura', sebbene possa sembrare efficace nel breve termine, non è definitiva. Di conseguenza, una vena con un coagulo (trombosi) è temporaneamente chiusa, ma non "ablata". Nelle gambe, le vene con coaguli possono causare macchie marroni sulla pelle, anche se questo non è un problema con le vene profonde nel bacino. Tuttavia, il fallimento a lungo termine dell'ablazione lo è.

Tutto quanto sopra è spiegato in dettaglio nel mio libro "Leg Ulcer Treatment Revolution".

La rilevanza di questa spiegazione per le vene pelviche è che le vene gonadiche e le vene iliache interne sono grandi vene con pareti spesse.

Pertanto, utilizzando i principi che abbiamo sviluppato e dimostrato alla "The Whiteley Clinic" negli ultimi 20 anni, sappiamo che il trattamento del reflusso della vena gonadica o del reflusso della vena iliaca interna richiede qualcosa di simile all'energia termica della termoablazione endovascolare. Sappiamo anche che la scleroterapia con schiuma ecoguidata è insufficiente e causerà solo coaguli nelle vene, che hanno un'alta probabilità di riaprirsi in un secondo momento.

Negli ultimi 20 anni, la nostra continua ricerca ci ha portato a produrre un protocollo per medici e tecnologi vascolari che lavorano nella "The Whiteley Clinic" per assicurarsi che stiano utilizzando i metodi ottimali di indagine e di trattamento dei diversi disturbi venosi. Non sorprendentemente lo chiamiamo "Protocollo Whiteley".

L'approccio del protocollo Whiteley al trattamento del reflusso venoso pelvico

Date le dimensioni delle vene gonadiche e iliache interne, nonché lo spessore delle loro pareti venose, l'opzione ideale sarebbe utilizzare il calore per chiuderle.Le vene varicose più piccole nel bacino, che vengono dilatate dal reflusso venoso da queste vene più grandi, hanno pareti più sottili, e possono essere trattate con la scleroterapia con schiuma. Tuttavia, se queste sono riempite con la schiuma della scleroterapia e il reflusso venoso maggiore che le ha causate non è corretto allo stesso tempo, queste vene si riapriranno di nuovo in futuro.

Pertanto, i principi sono chiari. Per prima cosa dobbiamo fermare il reflusso venoso nelle vene maggiori gonadiche e iliache interne, e poi usare la scleroterapia con schiuma nelle piccole vene varicose pelviche comprese quelle che comunicano con le gambe, la vulva, la vagina eccetera.

Purtroppo, poiché le vene gonadiche e le vene iliache interne sono circondate da strutture sensibili come arterie, ureteri (i tubi che dal rene trasportano l'urina alla vescica), intestino, vescica, vagina e nervi pelvici, sarebbe da pazzi provare a chiudere queste vene con il calore utilizzando uno qualsiasi dei dispositivi di ablazione termica endovascolare disponibili.

Sebbene incredibilmente alcuni medici abbiano provato queste tecniche, si può solo supporre che lo facciano perché non capiscono la biologia e l'anatomia delle vene. È sicuro usare il calore nelle vene delle gambe perché possiamo circondare le vene con un anestetico locale che impedisce il trasferimento del calore. Questo è chiamato tumescenza. Tuttavia, non possiamo farlo con le vene pelviche che sono in profondità dentro il corpo.

Pertanto, dobbiamo chiudere (ablare) in modo permanente queste vene usando qualche altra tecnica che non richieda calore. Ci sono molte diverse tecniche segnalate. Ora le vedremo.

Trattamenti per l'ablazione permanente delle vene pelviche refluenti

Embolizzazione con spirali

Il trattamento più diffuso per l'ablazione delle vene incompetenti pelviche è l'embolizzazione mediante spirali in metallo. Queste sono state progettate per essere posizionate all'interno di una vena o arteria con l'intenzione di distruggerla definitivamente (Figura 32).

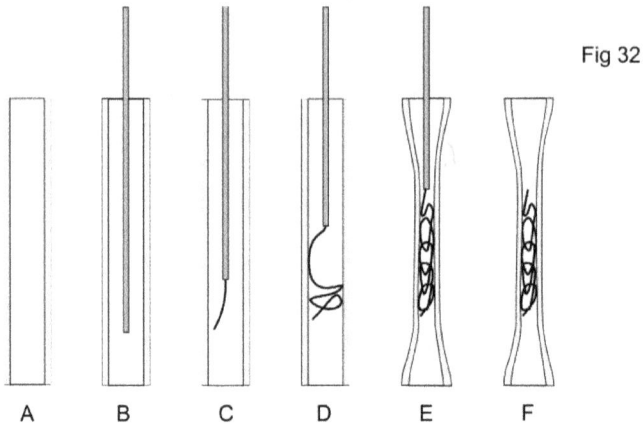

Fig 32

A   B   C   D   E   F

Figura 32: Diagramma che mostra come le spirali per embolizzazione vengono inserite nelle vene pelviche. A rappresenta una sezione incompetente della vena da trattare. Un catetere viene inserito nella vena (B) e quando è nel posto giusto, una spirale per embolizzazione è dispiegata (C,D,E). Non appena la spirale emerge dal catetere si arrotola, irritando la parete venosa e provocando spasmo. Una volta dispiegata, il catetere viene rimosso e la spirale viene incorporata all'interno della vena sia per forza radiale delle spire che per spasmo della parete venosa.

Le spirali per embolizzazione sono state utilizzate per circa 40 anni e hanno una storia molto lunga per dimostrare la sicurezza all'interno del corpo. Sono fatte di metallo, solitamente un metallo inerte come il platino. Sfortunatamente, questo significa che sono costose. La struttura effettiva delle spirali varia da produttore a produttore. Tuttavia, i principi di come funziona rimangono gli stessi. Sono confezionate in un tubo molto sottile chiamato catetere. Questo può essere passato in vena sotto controllo a raggi X. Quando è in posizione, la spirale può essere spinta fuori dall'estremità del catetere, dove si avvolge all'interno della vena (Figura 32). Le spirali di metallo irritano la parete venosa, causando uno spasmo.

Alcune spirali includono fibre intrecciate al loro interno per aumentare questa irritazione. Un'ulteriore caratteristica di alcune spirali è che possono essere tirate indietro nel tubo se il medico non è soddisfatto della posizione della spirale durante questo posizionamento.

Sebbene le spirali siano fatte di metallo molto sottile, quando si arrotolano, è possibile determinare il diametro della curva della spirale. Questo permette ai medici di scegliere quale dimensione del diametro della spirale desiderano utilizzare. La dimensione del diametro della spirale è scelta per essere molto più grande del diametro della vena. In questo modo, la spirale spinge con forza sulla parete venosa ed è altamente improbabile che la spirale si muova.

La biologia dell'interazione tra la spirale e la vena è un argomento molto interessante e ancora non completamente compreso. Quello che è chiaro è che se la spirale viene rimossa immediatamente dopo essere stata posizionata, la vena non subisce spasmo e può ritornare alla normalità. Tuttavia, se la spirale viene lasciata in sede per molti mesi, si verifica la distruzione della vena e si osserva la formazione di un guscio di proteina intorno alla spirale. Di conseguenza, nel giro di pochi giorni fino a molti mesi, la vena degenera e viene permanentemente chiusa perché la spirale è ancorata al suo interno.

Alcuni pazienti chiedono se sia possibile utilizzare spirali riassorbibili. A loro piace l'idea che le spirali non siano permanenti. Tuttavia, questa non è una buona idea in quanto è come avere una protesi d'anca riassorbibile! La spirale è necessaria per mantenere attivo il processo biologico della fibrosi. Se la spirale si dissolve prima che il processo sia completo, i sintomi o i segni si ripresenteranno, e si potrebbe pensare ad un fallimento della procedura. Se ciò accadesse, tornerebbero nuovamente tutti i problemi originali con il rischio della riapertura della vena, e la procedura andrebbe ripetuta.

Altri pazienti si chiedono se le spirali possano essere rimosse. Una volta che una spirale si è integrata profondamente e la vena ha iniziato a fibrotizzarsi intorno ad essa, diventa praticamente impossibile rimuoverla. Questo è un aspetto positivo, poiché se fosse diversamente, ci sarebbe sempre il rischio che le spirali si possano spostare una volta all'interno del corpo.

La percentuale di successo dell'embolizzazione con spirale è molto alta e abbiamo pubblicato i nostri risultati a breve e lungo termine mostrando la percentuale di successo. È molto raro che ci sia una complicazione e nelle migliaia che abbiamo posizionato, abbiamo avuto solo una coppia che si è mossa e spostata attraverso le vene. Fortunatamente, questi erano all'inizio della nostra esperienza e con una maggiore conoscenza di come eseguire le procedure, non vediamo questa complicazione ormai da molti anni.

Ad ogni modo, come per tutte le procedure, è importante acquisire esattamente la tecnica giusta e posizionare queste spirali in profondità all'interno della vena e non lasciarle appese vicino alla parte superiore. In questa situazione è più probabile che si muovano e che non ne trattino il reflusso più in basso. Come descritto in precedenza, la nostra ricerca ha dimostrato che il reflusso inizia dal fondo della vena e quindi è qui che dovrebbe essere posizionata la spirale (Figura 33). Questo principio è lo stesso anche se viene embolizzata la vena ovarica o quella iliaca interna.

Le tre cause più comuni di fallimento che vediamo in pazienti che vengono da noi che dicono di aver già avuto un "embolizzazione con spirale" in altri Centri, sono:

- Sono state trattate vene sbagliate perché i medici hanno usato MRI, TAC o venografia e hanno utilizzato la dimensione della vena per diagnosticare un'anomalia, piuttosto che usare l'ecocolordoppler per cercare il reflusso

- Le spirali sono state posizionate troppo in alto nella vena permettendo al reflusso di continuare più in basso nella vena e le vene varicose nel bacino non sono state trattate

- Sono state trattate solo le vene gonadiche (ovariche nelle donne) perché sono più facili e più lunghe da trattare, e la vera causa del problema dal reflusso della vena iliaca interna non è stato trattato.

Fig 33

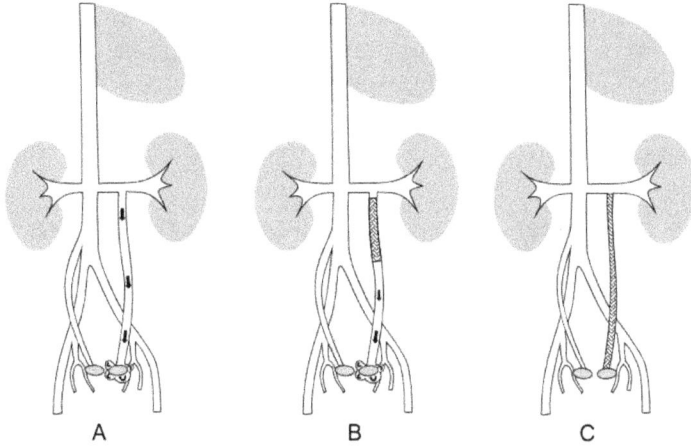

Figura 33: Il reflusso ovarico sinistro (A) viene spesso gestito male dai medici inesperti nel trattamento della congestione pelvica, che spesso lasciano le spirali di embolizzazione troppo in alto nella vena (B). Questo aumenta il rischio che le spirali si spostino nelle vene principali, poi nel cuore e poi nei polmoni (embolizzazione) e anche che non si riesca a trattare il reflusso più in basso nella vena incompetente. La corretta embolizzazione comprende la parte distale della vena da trattare (C).

Infine, abbiamo condotto uno studio che ha dimostrato che alcune delle nostre pazienti sottoposte ad embolizzazione a spirale delle vene pelviche sono successivamente rimaste incinte. Fino ad oggi, tutte le pazienti che hanno avuto gravidanze le hanno portate a termine con successo senza che le spirali si muovessero significativamente durante la gestazione o il parto. In un solo caso, abbiamo osservato che una spirale si era spostata verso la vena principale durante la gravidanza, quindi è stata rimossa e sostituita dopo il parto mediante una semplice procedura in anestesia locale, utilizzando lo stesso approccio di embolizzazione originale, come descritto di seguito.

Tecnica di embolizzazione con spirale delle vene pelviche

Al fine di posizionare le spirali nelle vene corrette, un tubo sottile o "catetere" deve essere posizionato esattamente nell'estremità inferiore della vena per essere trattata. Viene guidato in posizione sotto controllo radiografico e la procedura viene eseguita da un radiologo interventista con esperienza in embolizzazione endovascolare.

Questo non è un manuale tecnico su come eseguire la procedura, ma c'è un punto importante che deve essere sollevato. Molti pazienti, quando iniziamo a parlare di embolizzazione a spirale delle vene pelviche, suppongono che l'ago sarà posizionato nell'inguine. Questo è probabilmente un presupposto logico per il paziente, poiché l'inguine è vicino al bacino.

Tuttavia, se si considera l'anatomia delle vene gonadiche e delle vene iliache interne, vedrai che scorrono tutte dal basso verso l'alto, con le estremità aperte rivolte verso l'alto in direzione del cuore.

Pertanto, se la procedura è stata eseguita dall'inguine, ci sono diverse curve strette che dovrebbero essere superate per posizionare il catetere (Figura 34). Quando abbiamo iniziato ad eseguire queste

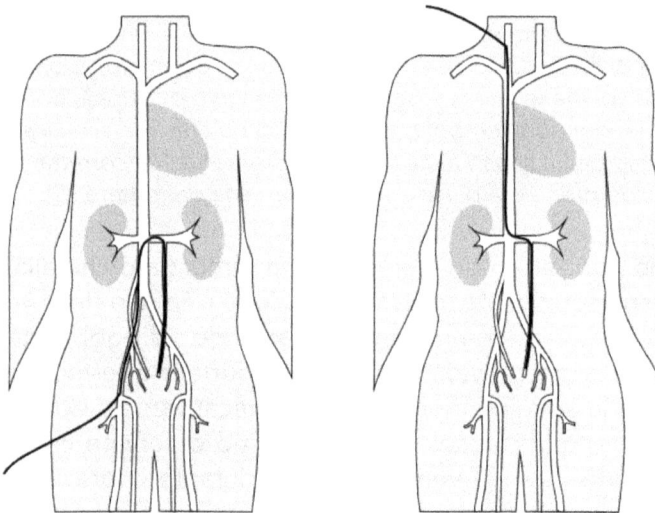

Fig 34

Figura 34: Diagramma che mostra perché utilizziamo l'approccio trans giugulare attraverso il collo durante l'embolizzazione della vena pelvica. L'approccio femorale (schema a sinistra) attraverso l'inguine significa che il catetere deve passare le vene, eseguire un giro a "U" e poi essere spinto indietro lungo la vena bersaglio. Un approccio molto più semplice che permette un maggior controllo nel posizionamento del catetere è l'approccio trans-giugulare (schema a destra). In questo caso, il catetere è più o meno dritto, permettendo un controllo più facile e quindi più probabilità di ottenere un buon risultato per il paziente.

procedure nel 2000, la nostra esperienza è stata che i medici che hanno utilizzato l'approccio femorale spesso non sono riusciti a posizionare le spirali esattamente dove richiesto.

Un approccio molto più sensato è far passare il catetere dall'alto e direttamente nella vena. Per questo abbiamo sempre usato l'approccio della vena giugulare destra (Figura 34).

Abbiamo sviluppato l'approccio trans-giugulare per l'embolizzazione delle vene pelviche nel 2000, e nel 2014 abbiamo iniziato ad eseguirlo in day hospital, procedura in anestesia locale nella nostra clinica di Bond Street, Londra.

I pazienti entrano, si sottopongono alla procedura con anestetico a livello locale senza bisogno di sedazione, e tornano a casa 2-3 ore dopo il loro arrivo. Abbiamo pubblicato i nostri risultati dei primi due anni di esecuzione di questa procedura, dimostrando che è perfettamente sicura e efficace quando viene utilizzato il nostro protocollo.

Scleroterapia con schiuma

La scleroterapia è il nome dato a un processo in cui una sostanza è iniettata in una vena allo scopo di distruggerla. Scleroterapia letteralmente deriva dal greco "Skleros" che significa "rendere duro", e dalla versione Latina del Greco "Therapia" che significa "un servizio reso agli ammalati".

Per decenni, la scleroterapia liquida è stata iniettata nelle vene con l'idea di distruggerle. Sebbene abbia successo per vene molto piccole come le vene sulle gambe, questa non funziona molto bene nelle vene più grandi, in particolare quelle di diametro superiore a circa 3 mm.

La ragione di questo è che il sangue distrugge l'agente sclerosante. Le molecole dello sclerosante sono detergenti che agiscono legandosi a grassi e proteine. Poiché le pareti cellulari contengono grassi e proteine, il detergente si lega alle pareti cellulari nelle pareti della vena, con lo scopo di distruggere la vena stessa. Sfortunatamente, il sangue è pieno di cellule (globuli rossi, globuli bianchi, piastrine) oltre che ricco di grassi e proteine.

Pertanto, se il sangue si mescola con il fluido sclerosante, questo viene completamente disattivato.

Quindi, se il liquido sclerosante viene iniettato in una grande vena, la scleroterapia si mescola semplicemente con il sangue causando un coagulo. Questo non danneggia la parete venosa. Una volta che il coagulo si scioglie, la vena è ancora presente. Non solo il trattamento fallisce, ma il processo di formazione di un coagulo, seguita dalla risoluzione dello stesso, spesso lascia anche una macchia marrone sulla pelle! Questa macchia marrone è chiamata "emosiderina".

Nel 1993, il Dr. Juan Cabrera per aggirare questi problemi ha brevettato una versione della scleroterapia chiamata "microschiuma", che ora si chiama scleroterapia con schiuma. Ha mescolato il liquido sclerosante con l'aria per formare una mousse, con una consistenza simile alla schiuma da barba. Quando questa viene iniettata in una vena più grande, il sangue viene spostato permettendo alla scleroterapia di distruggere la parete venosa. Questa sembrava essere la risposta per il trattamento di vene più grandi.

Presto divenne evidente che l'iniezione di aria nelle vene non fosse una buona idea. Pertanto, nelle cliniche flebologiche di alta qualità, l'aria è stata sostituita con una combinazione di anidride carbonica e ossigeno, o semplicemente anidride carbonica, che non creano problemi ma una ricerca pubblicata dalla "The Whiteley Clinic" ha dimostrato che in realtà non è la dimensione della vena che conta, ma lo spessore della parete venosa. Abbiamo mostrato che nella migliore delle ipotesi gli effetti della scleroterapia possono penetrare solo di circa 0,2 mm in una parete venosa.

Ciò significa che se la parete della vena è di 0,2 mm o meno, la scleroterapia con schiuma ha la possibilità di funzionare. Tuttavia, se la parete venosa è più spessa di questo, allora solo le cellule nella parte interna della parete venosa verranno uccise dalla scleroterapia con schiuma, e non le cellule più lontane nella parete. Questo dà un'alta probabilità che si formi un coagulo all'interno della vena, seguita dalla riapertura della vena in futuro (Figura 35).

Le vene gonadiche nel bacino hanno spessori di parete di 0.5 mm, così come le vene iliache interne. Perciò, la scleroterapia con schiuma non è una valida alternativa all'embolizzazione con spirale se queste grandi vene sono incompetenti.

Tuttavia, la scleroterapia con schiuma può essere utilizzata con

Fig 35

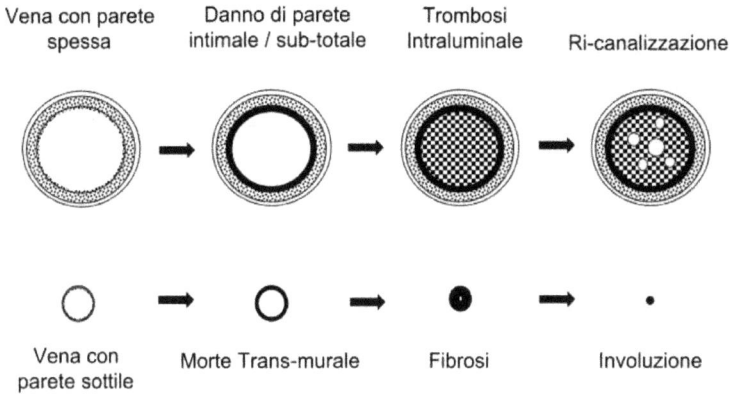

Vena con parete spessa   Danno di parete intimale / sub-totale   Trombosi Intraluminale   Ri-canalizzazione

Vena con parete sottile   Morte Trans-murale   Fibrosi   Involuzione

Riprodotto da: "Leg Ulcer Treatment Revolution" - ISBN: 978-1908586056

Figura 35: Diagramma che mostra gli effetti della scleroterapia con schiuma sulla parete venosa, in vene con pareti spesse (linea superiore) e pareti sottili (linea inferiore).
Se la parete venosa è spessa (>0,2 mm), la scleroterapia uccide solo le cellule sulla faccia interna della parete venosa. Il sangue che scorre nella vena si coagula. Le cellule viventi nella parte esterna della parete venosa lavoreranno quindi con le cellule del coagulo sanguigno per ri-canalizzare (riaprire) la vena. La scleroterapia con schiuma nelle vene con pareti più sottili (<0,2 mm) ucciderà tutte le cellule nella parete venosa, portando alla fibrosi dell'intera vena e alla scomparsa per involuzione dell'intera sezione della vena trattata.

successo per il trattamento delle "stasi venose" e delle "vene dilatate" profonde nel bacino, dato che queste hanno pareti sottili. Può essere utilizzata anche per le vene nella vulva, nella vagina e nel perineo che sono molto tortuose e possono essere solo trattate con un approccio di scleroterapia con schiuma.

È per questo motivo che la maggior parte dei pazienti della "The Whiteley Clinic" sono trattati con il protocollo Whiteley che impone una combinazione di scleroterapia con schiuma per le piccole vene nella parte inferiore del bacino, e un'embolizzazione con spirali per le grandi vene incompetenti che stanno causando il problema di fondo.

Colla

Negli ultimi dieci anni circa, c'è stato un aumento nell'uso di colla iniettata nelle vene per bloccarle in modo permanente. La sostanza chimica usata solitamente è il cianoacrilato. È interessante notare che questa è la principale sostanza chimica utilizzata nella "super colla". Il cianoacrilato è stato brevettato nel 1942 ma è apparso solo come adesivo nel 1958. Negli anni '70, la supercolla veniva venduta alle famiglie. Come molte persone hanno scoperto, sembrava attaccare meglio le dita insieme piuttosto che gli oggetti. Infatti le colle ciano acriliche sono molto più efficaci se è presente un po' di umidità, come nei tessuti biologici.

Quando vengono iniettate nelle vene attraverso cateteri, queste colle si fissano molto rapidamente (polimerizzano). Se le pareti delle vene possono essere unite insieme, allora le vene si attaccheranno insieme. In caso contrario, purché riempia il lume della vena, si formerà un tappo permanente per l'ablazione permanente della vena. Una ricerca recente della "The Whiteley Clinic" ha dimostrato che la supercolla distrugge completamente lo strato interno di cellule della parete venosa, l'endotelio. Si è poi saputo che a lungo andare la parete venosa si estingue lentamente, trasformandosi in tessuto fibroso. Questo porta ad effetti di ablazione a lungo termine.

Sebbene a molti medici piaccia usare la colla, è meno controllabile rispetto alle spirali, poiché queste possono essere viste ai raggi X. È anche molto costosa. Inoltre, ha in realtà bisogno che il sangue venga rimosso dalla vena per ottenere una buona adesione. Per questo, la colla non è diventata così diffusa come l'embolizzazione con spirali per il trattamento delle vene pelviche.

Tappi

Diverse aziende hanno sviluppato "tappi" di un tipo o dell'altro che possono essere posizionati all'interno della vena per bloccarla. Questi vanno dai palloncini che possono essere dilatati e poi rotti e lasciati in vena, a diversi tipi di prodotti espandibili che letteralmente tappano la vena.

Tuttavia, come abbiamo discusso in precedenza, la nostra ricerca ha dimostrato che il reflusso venoso in entrambe le gambe e nelle vene pelviche parte dal basso e si fa strada verso l'alto. È un problema ascendente. Perciò, non c'è un posto logico per mettere un tappo. Se si tappa la parte superiore della vena, questo non tratta l'origine del reflusso in basso.

Inoltre, poiché le vene sono formate da molti affluenti, tapparli tutti richiederebbe molti piccoli tappi. L'esperienza ha dimostrato che se un tappo viene inserito in una vena in un qualsiasi punto, è probabile che una piccola vena a lato della vena principale si dilati per bypassarlo. Pertanto, è necessario per trattare un lungo tratto venoso. Questo può essere fatto con spirali, schiuma e colla. Quindi, per far in modo che i tappi raggiungano questo obiettivo, sarebbe necessaria una serie di tappi e questo ne eliminerebbe i vantaggi.

Altri agenti e gel sclerosanti

Esistono altri agenti e gel sclerosanti che possono essere posizionati in profondità nelle vene del bacino, con o senza una spirale per tenerli in posizione.

Sebbene ne siano stati suggeriti molti, ne sono ampiamente utilizzati pochi al momento. Tuttavia, poiché il disturbo venoso pelvico sta rapidamente diventando un'area di crescita in flebologia, e poiché più medici vengono coinvolti e più pazienti si rendono conto di avere una sindrome da congestione pelvica dovuta a disturbi venosi pelvici, le aziende inizieranno a produrre nuovi e più innovativi prodotti.

Trattamenti per la sindrome da congestione pelvica secondaria a compressione o ostruzione venosa

Come è stato affermato più volte in precedenza in questo libro, la sindrome da congestione pelvica secondaria a ostruzione o compressione sembra essere molto meno comune del disturbo da reflusso pelvico.

Ci sono alcuni operatori sul campo che diagnosticano la compressione e l'ostruzione molto più comunemente di quanto abbiamo riscontrato nella nostra lunga esperienza. Ci possono essere diverse ragioni per questo:

- Popolazione di pazienti - Diversi medici e diverse pratiche in paesi diversi hanno popolazioni di pazienti molto diverse. Questo può variare da quale tipo di pazienti frequenta la clinica (se prevalentemente vengono con problemi venosi alle gambe o ai genitali, che si scoprono poi derivanti dal bacino, come nella nostra clinica; o se sono prevalentemente pazienti con dolore pelvico cronico che potrebbero essere indirizzati da un'altra fonte per indagini venose), diversi background genetici e familiari, diversa storia medica con diverse quantità di precedenti interventi chirurgici o trombosi venosa, diverso peso corporeo e livello di attività.

- Metodo di indagine - Come descritto in precedenza, imaging trasversale come MRI/MRV, TAC e, in una certa misura, venografia, hanno meno probabilità di diagnosticare con precisione il reflusso venoso rispetto all'ecocolordoppler, e sono più propensi a cercare la compressione delle vene puramente dall'aspetto della vena piuttosto che da qualsiasi test funzionale.

- Competenza dell'Unità o del medico - Alcuni medici diventano rinomati per specifiche tecniche e di conseguenza ricevono pazienti inviati da altri colleghi. Questi medici fanno affidamento sulla competenza di tale specialista e indirizzano i pazienti più adatti per la sua assistenza specialistica. Di conseguenza, se un medico ha acquisito fama per eseguire chirurgie a cielo aperto per bypassare una compressione, e riceve invii da tutto il paese per pazienti con quella condizione, lo specialista può iniziare a credere che la compressione che osserva ogni giorno in questi pazienti sia effettivamente comune.

Per quanto riguarda questo libro, la maggior parte dei pazienti che lo stanno leggendo soffrirà di disturbo da reflusso senza alcuna compressione o ostruzione. La maggior parte dei medici e degli infermieri che lo leggono, a meno che non lavorino in un'unità specializzata, vedrà pazienti di cui la maggior parte soffrirà di un disturbo da reflusso venoso senza alcuna compressione o ostruzione.

Quei pochi pazienti che si trovano ad avere compressione saranno principalmente trattati tramite l'apertura di una vena con una rete metallica chiamata stent. Sono solo quei pazienti con una grave compressione o ostruzione, che non possono avere uno stent, che hanno bisogno di centri molto specialistici per la chirurgia a cielo aperto e il bypass. Fortunatamente, questo è eccezionalmente raro.

Recentemente, è emersa una tendenza preoccupante di alcuni chirurghi che, sovrastimando il numero di sindromi da compressione, si sono impegnati in numerose e grandi operazioni a cielo aperto su pazienti, con almeno un caso di decesso riportato a causa di complicazioni. È fondamentale che questi medici seguano le pratiche appropriate e pubblichino con completezza i loro risultati, incluse le complicazioni, promuovere procedure chirurgiche importanti senza fornire tutti i dati non e' nell'interesse dei loro pazienti, della comunità scientifica medica e, a lungo termine, neanche del loro.

Poiché le compressioni e le ostruzioni venose sono piuttosto rare in pazienti che presentano sindrome da congestione pelvica e la maggior parte di questi che si trovano possono essere trattati con lo stent, ora discuteremo brevemente dello stent venoso. Va oltre lo scopo di questo libro esplorare i trattamenti aperti meno comuni per la compressione e l'ostruzione.

Stent di vene profonde

Gli stent sono tubi metallici espandibili che possono essere posizionati all'interno di vasi sanguigni o altri condotti del corpo, per mantenerli aperti. Sono molto conosciuti, ad esempio, gli "stent coronarici", impiegati da tempo per mantenere aperte le arterie coronariche in pazienti con angina o che hanno subito un infarto, il loro impiego è oramai una prassi consolidata per quanto riguarda le arterie.

Di conseguenza, la maggior parte degli stent attualmente disponibili è progettata per l'utilizzo arterioso e solo recentemente iniziano a trovare impiego anche nel sistema venoso, portando a una considerevole ricerca per ottimizzarli per questo scopo.

Gli stent sono disponibili in due varietà principali. Entrambi i tipi sono messi in posizione con un lungo catetere, proprio come il catetere a spirale per l'embolizazzione della vena pelvica sopra descritta. La differenza è che, piuttosto che una spirale spinta fuori dall'estremità per bloccare la vena, viene messo uno stent per tenere una vena aperta. In alcuni casi, se la vena è completamente bloccata, o se la vena è molto stretta, viene inserito prima un palloncino per aprire o dilatare la vena prima che lo stent venga posizionato.

I due diversi tipi di stent sono quelli che devono essere espansi quando vengono posizionati e quelli che si espandono automaticamente. Il primo tipo tende ad essere messo su un palloncino e quando il palloncino è dilatato, anche lo stent si allunga e si posiziona in vena, spingendo verso l'esterno sulla parete venosa. Il secondo, lo stent autoespandibile, di solito è fatto di un metallo a memoria (nitinolo) ed è schiacciato in un tubicino molto piccolo e inserito nel catetere. Quando viene spinto fuori dalla fine del catetere, si espande automaticamente in posizione aprendo la vena.

Un esempio di come uno stent potrebbe essere utilizzato in un'occlusione iliaca come quello mostrato in Figura 27, è mostrato in Figura 36.

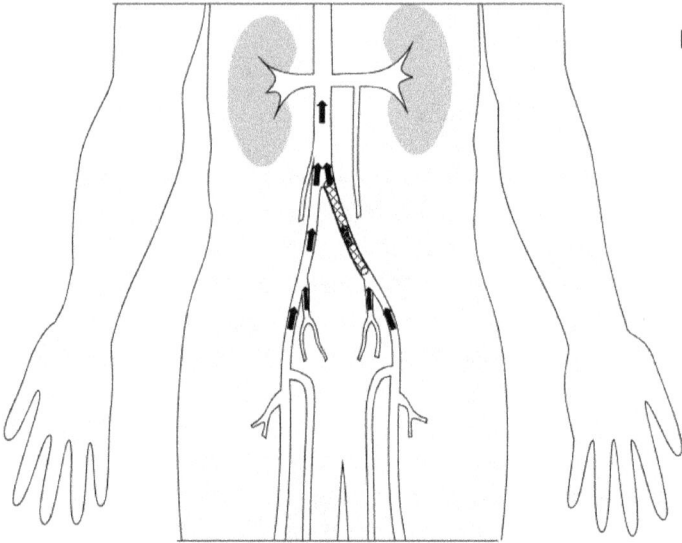

Fig 36

Figura 36: Diagramma che mostra come uno stent potrebbe essere utilizzato per aprire una vena occlusa come quella illustrata nella precedente Figura 27.

Quando una vena è completamente occlusa o notevolmente ristretta, manifestando sintomi e segni di ostruzione evidenti (2AO), lo stent rappresenta un'opzione molto valida se il paziente è idoneo e accetta l'intervento. Tuttavia, attualmente nel campo della chirurgia sorge una preoccupazione riguardo all'uso degli stent in individui giovani con prospettive di vita lunga, per compressioni che potrebbero essere solo lievi o insignificanti. In tali casi, lo stent potrebbe interagire con la parete venosa nel corso di molti anni, provocando ispessimento, restringimento o addirittura occlusione della parete venosa.

Ora che abbiamo esplorato i trattamenti, abbiamo abbastanza conoscenze per iniziare a mettere insieme le cose nel capitolo finale. Inizieremo a pensare a come i pazienti dovrebbero essere esaminati e quali pazienti dovrebbero essere trattati e con quali tecniche.

Capitolo 8

Quali trattamenti, per quali pazienti e quali risultati?

La sindrome da congestione pelvica (PCS), in particolare quando risulta essere dovuta a disturbi venosi pelvici (PVeD), è ancora un'area di studio molto nuova nel mondo medico. Se hai seguito tutti gli argomenti fino a questo punto nel libro, avrai la stessa conoscenza della maggior parte delle persone che sono coinvolte nel lavoro della sindrome da congestione pelvica, e in effetti molto di più rispetto alla maggior parte dei medici e degli infermieri che hanno seguito una normale formazione medica e infermieristica. Questo perché non si insegna quasi nulla su questa condizione né agli studenti né ai medici né agli infermieri.

Un'ulteriore prova che questo argomento sia così nuovo, è dimostrata dal fatto che quando ho iniziato questo libro, ho digitato "sindrome da congestione pelvica" su Amazon - e non ho trovato praticamente nulla! Nessun libro con "sindrome da congestione pelvica" nel titolo è stato offerto del tutto. Il mio libro "Advances in Phlebology and Venous Surgery Volume 1" che ha due capitoli sulla sindrome da congestione pelvica dovuta a disturbi venosi pelvici, era uno dei pochi offerti. La maggior parte degli altri libri erano più correlati al dolore pelvico muscolo scheletrico che a qualsiasi cosa abbia a che fare con la sindrome da congestione pelvica e con i disturbi venosi pelvici.

La cosa buona di nuove specialità come questa è che siamo in grado di diagnosticare persone a cui non è stata fatta una diagnosi in precedenza, e siamo in grado di offrire cure a chi pensava, o a chi era stato detto, fossero incurabili (o in alcuni casi che non avevano nulla di patologico!).

Tuttavia, l'aspetto negativo delle nuove specialità come questa è che, poiché sono ancora in fase di sviluppo e la ricerca è in corso, non conosciamo ancora tutti gli aspetti della condizione. Perciò, durante le discussioni sui trattamenti con i pazienti, spesso dobbiamo chiarire che stiamo operando in base a probabilità e che nulla è garantito al cento per cento. Ecco perché il consenso informato riveste una grande importanza e perché i pazienti devono essere completamente sicuri di concordare con i medici che li stanno trattando e con le tecniche proposte, sia per la diagnosi che per il trattamento.

Quindi, diamo un'occhiata alle diverse presentazioni della sindrome da congestione pelvica, quali indagini dovrebbero essere offerte, quali trattamenti dovrebbero essere offerti e quali risultati dovremmo aspettarci.

Il problema principale - Sintomi di congestione pelvica (1A e/o 1B)

Pazienti che si presentano con i sintomi della sindrome da congestione pelvica come loro preoccupazione principale, sia all'interno del bacino (1A) che all'esterno del bacino (1B), si dividono in tre gruppi principali (Figura 37). C'è anche un quarto gruppo a cui dobbiamo pensare. In questo quarto gruppo, i pazienti non hanno sintomi 1A o 1B, ma hanno mostrato reflusso venoso pelvico. La ragione per cui dobbiamo considerare questi pazienti sarà chiara di seguito.

Nel primo gruppo ci sono pazienti che hanno sintomi che potrebbero essere dovuti alla sindrome da congestione pelvica (1A e/o 1B). Quando l'ecocolordoppler viene eseguito utilizzando il protocollo Holdstock-Harrison, non si riscontra un reflusso pelvico significativo e non si riscontrano vene varicose pelviche. La compressione può essere verificata usando un ecocolordoppler transaddominale e il protocollo Holdstock-White, ma se non c'è né reflusso né vene dilatate nel bacino, è probabile che non ci sia un disturbo venoso pelvico.

Pertanto, sebbene questi pazienti presentino i sintomi della sindrome da congestione pelvica, non hanno disturbo pelvico di origine venosa, e quindi devono essere ricercate altre cause per i loro sintomi da specialisti pertinenti a seconda del profilo dei sintomi.

Saltando all'ultimo gruppo (Figura 37), ci sono pazienti che non si lamentano di nessun sintomo della sindrome da congestione pelvica (1A o 1B), ma casualmente hanno scoperto di avere un reflusso venoso pelvico quando hanno fatto altre indagini per altre condizioni, più comunemente per vene varicose alle gambe (2B) o vene varicose della vulva e della vagina (2A). La ragione per cui è importante pensare a questi pazienti è che questo gruppo prova che ci sono pazienti che hanno un reflusso venoso pelvico significativo ma che non hanno sintomi pelvici (1A o 1B). Una volta capito questo, possiamo quindi dare un senso ai consigli che diamo ai pazienti nel secondo gruppo, di cui ora stiamo per discutere.

Fig 37

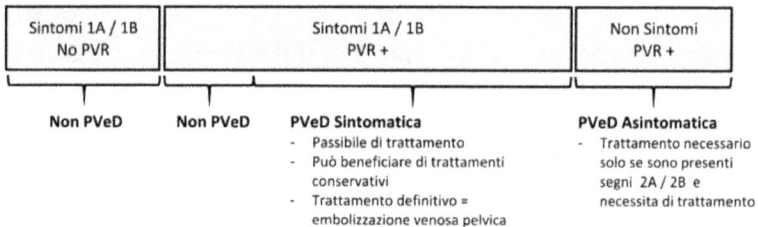

Sintomi 1A / 1B No PVR	Sintomi 1A / 1B PVR +	Non Sintomi PVR +

| Non PVeD | Non PVeD | PVeD Sintomatica
- Passibile di trattamento
- Può beneficiare di trattamenti conservativi
- Trattamento definitivo = embolizzazione venosa pelvica | PVeD Asintomatica
- Trattamento necessario solo se sono presenti segni 2A / 2B e necessita di trattamento |

Figura 37: Un modo semplice di pensare a come i pazienti con Sindrome da Congestione Pelvica (PCS) e/o disturbi venosi pelvici (PVeD) si potrebbero presentare. Evidenzia che i sintomi e i disturbi venosi non sono sempre collegati. Ciò è particolarmente importante nei pazienti che hanno sintomi (1A, 1B) e a cui si riscontra un disturbo venoso pelvico (PVeD) ma, il PVeD è solo accidentale e quindi il trattamento non cura i sintomi (vedi testo).

Quindi, passando al secondo gruppo, questo è il gruppo di pazienti che hanno sintomi indicativi di sindrome da congestione pelvica (1A e/o 1B) e che hanno poi dimostrato di avere un significativo reflusso venoso pelvico tramite l'ecocolordoppler venoso transvaginale utilizzando il protocollo l'Holdstock-Harrison. A prima vista sembrerebbe che questi pazienti abbiano la sindrome da congestione pelvica sintomatica a causa del loro comprovato disturbo venoso pelvico, che in questo caso è il reflusso venoso pelvico. Quindi è abbastanza ovvio che il trattamento di questo reflusso dovrebbe curare il paziente.

Sebbene ciò sia vero per la maggior parte di questi pazienti, esiste un sottogruppo all'interno di questo gruppo in cui questo non si verifica. Abbiamo già visto che nel primo gruppo alcuni pazienti possono avere sintomi che suggeriscono una sindrome da congestione pelvica ma risultano non avere nessuna anormalità venosa pelvica. Nell'ultimo gruppo, possiamo anche vedere che alcuni pazienti hanno un significativo reflusso venoso pelvico ma non hanno nessun sintomo pelvico.

Pertanto, non sorprende che alcuni pazienti che si presentano con i sintomi della sindrome da congestione pelvica, e che hanno dimostrato un reflusso venoso pelvico, potrebbero effettivamente avere i loro sintomi pelvici per altri motivi e il reflusso venoso pelvico è in realtà accidentale e non è affatto correlato ai sintomi.

È a causa di questo sottogruppo che, mentre valutiamo i pazienti in base ai loro sintomi e poi cerchiamo il reflusso venoso pelvico, non avremo mai un tasso di guarigione del 100% fino a quando non troveremo un test che possa collegare positivamente qualsiasi reflusso venoso pelvico che viene identificato, ai sintomi esatti che sta causando.

Pertanto, quando questi pazienti acconsentono all'embolizzazione della vena pelvica, è essenziale che capiscano che anche se l'embolizzazione è tecnicamente perfetta, è possibile che alcuni o tutti i sintomi possano rimanere. Questi sintomi sono quelli che non erano dovuti al disturbo venoso in primo luogo.

Pertanto, qualsiasi paziente sottoposto a embolizzazione della vena pelvica che abbia eventuali sintomi residui, necessita di avere un ecocolordoppler venoso transvaginale post embolizzazione eseguito utilizzando il protocollo Holdstock-Harrison, 4-8 settimane dopo l'embolizzazione della vena pelvica. Questo test dirà se i sintomi rimanenti siano dovuti a un fallimento tecnico dell'embolizzazione (come le spirali lasciate troppo in alto nella vena, spirali insufficienti posizionate lungo la vena o embolizzazione di vene sbagliate) o se non siano dovuti a cause venose.

Infine, e come notato in precedenza in questo libro, è sorprendente quanti pazienti si sottopongano a embolizzazione della vena pelvica per la sola presenza di segni (vene varicose delle gambe - 2B - o vene varicose esterne intorno al bacino – 2A) senza sintomi pelvici, che poi dopo l'embolizzazione ci dicono che la loro percezione del "benessere pelvico" sia notevolmente migliorata. Come notato in precedenza, quando i pazienti vivono con un disagio cronico per molto tempo, a volte questo viene accettato come normale e il sollievo è notato solo quando il disagio viene rimosso.

Pazienti che presentano vene varicose intorno ai genitali, perineo, glutei, ano, basso addome o fianchi (2A)

Di tutti i gruppi di pazienti, questo è il più vario.

Come abbiamo discusso in precedenza, i pazienti che hanno prominenti vene varicose nell'area pubica o nell'addome inferiore, o ascendente dai fianchi dal bacino verso il petto, sono classicamente dovute a vene profonde ostruite nel bacino e nell'addome. Questi segni sono quasi universalmente dovuti ad ostruzione delle vene principali, e quindi questi pazienti possono essere definiti 2AO - dove O sta per ostruzione.

Questi pazienti dovrebbero andare direttamente da medici interessati a mettere stent o che operano sulle vene profonde. La maggior parte di questi pazienti ha una lunga storia di precedenti trombosi venose profonde (TVP) o ha avuto altri interventi importanti come la chirurgia addominale o pelvica, radioterapia, interventi alle vene all'inguine e così via. Questo è un gruppo speciale di pazienti che di solito sa che sta succedendo qualcosa nel loro sistema venoso profondo e molto raramente si presenta ai medici come un possibile paziente con sindrome da congestione pelvica.

I pazienti che hanno le emorroidi tendono ad andare direttamente dai chirurghi colorettali, o da proctologi. Al momento, ci sono diversi trattamenti per le emorroidi che sono minimamente invasivi e che generalmente eliminano le vene emorroidali e il tessuto circostante con il calore (la radiofrequenza o il laser sono i più comuni) o solo le vene con tecniche di scleroterapia o scleroterapia con schiuma. La ricerca in futuro ci dirà se queste vene sarebbero state trattate meglio controllando anche il reflusso venoso pelvico. Tuttavia, al momento attuale, se le emorroidi sono l'unico problema che il paziente ha, probabilmente questo è il modo giusto di trattarli.

Gli uomini che hanno il varicocele tradizionalmente si presentano agli urologi perché si occupano dei testicoli e dei genitali esterni nell'uomo.

Il trattamento tradizionale è la chirurgia aperta per legare la vena testicolare. Fortunatamente, un numero sempre crescente di questi pazienti viene ora riferito a radiologi interventisti che lavorano nei centri venosi, così le vene testicolari possono essere embolizzate utilizzando i principi discussi nell'ultimo capitolo.

Donne che hanno vene varicose nel perineo, nei glutei o nei genitali esterni (comprese labbra, vulva e vagina), devono essere sottoposte a ecocolordoppler transvaginale venoso con l'ausilio del protocollo di Holdstock-Harrison. Qualsiasi reflusso riscontrato richiederà il doppler trans addominale usando il protocollo Holdstock-White, per cercare le rare sindromi da compressione o da ostruzione.
Il trattamento sarà quindi determinato su quale delle quattro vene principali sia refluente, o se le vene varicose sono localizzate e non sono alimentate da un reflusso venoso pelvico maggiore.

Come accennato in precedenza, anche la disfunzione erettile negli uomini potrebbe presto rientrare in questa categoria. Tuttavia, è ancora troppo presto per affermarlo e, pertanto, per questa edizione del libro, non affronteremo ancora la questione.

I pazienti che si presentano con vene varicose alle gambe derivanti da reflusso venoso pelvico (2B)

Questi sono i pazienti con cui abbiamo più esperienza, avendoli trattati ormai da 20 anni. È ben noto che circa il 20% delle donne con vene varicose alle gambe ha un contributo dalle vene varicose pelviche, con il 16,7% che ha un reflusso venoso pelvico come causa sottostante. Negli uomini, abbiamo recentemente pubblicato che questo colpisce anche il 3% che presentano vene varicose alle gambe.

Sebbene finora non sia stato condotto alcuno studio randomizzato, abbiamo pubblicato la nostra ricerca che mostra che una delle cause più comuni di vene varicose recidive dopo una chirurgia delle vene varicose, è il reflusso venoso pelvico non trattato nell'operazione iniziale. Altri gruppi di ricerca che hanno iniziato a indagare su questo utilizzando una metodologia adeguata stanno trovando gli stessi risultati.

Pertanto, per ottenere i migliori risultati per i pazienti con vene varicose alle gambe che richiedono un trattamento, un'ecocolordoppler venoso della gamba dovrebbe sempre includere una valutazione per sapere se il reflusso venoso stia entrando nella gamba dal bacino. Nei pazienti in cui questo risulta essere il caso, dovrebbe essere loro offerto un'ecocolordoppler venoso transvaginale utilizzando il protocollo Holdstock-Harrison.

Se questo mostra un significativo reflusso venoso pelvico, allora tutte le conoscenze attuali suggerirebbero che l'embolizzazione della vena pelvica dovrebbe essere offerta per ridurre il rischio di vene varicose recidive in futuro. Se il paziente presenta vene varicose pelviche esterne classiche del reflusso venoso pelvico (2AR) come le vene varicose della vulva, della vagina o delle labbra, o addirittura qualsiasi sintomo che suggerisca una sindrome da congestione pelvica (1A e/o 1B), questi potrebbero migliorare come effetto collaterale di questo trattamento. In questi casi, ciò potrebbe essere un bonus ma non la ragione principale per offrire un'embolizzazione pelvica.

Negli ultimi anni, abbiamo avuto diversi pazienti che si sono presentati alla "The Whiteley Clinic" con vene varicose o vene varicose recidive delle gambe, a cui è stato trovato un reflusso venoso pelvico come una delle principali cause delle vene varicose delle gambe, ma che hanno poi rifiutato di avere un'embolizzazione della vena pelvica. Questo è contrario al protocollo Whiteley, dove il trattamento di Fase I mira ad eliminare tutte le anomalie del reflusso venoso. Tuttavia, il consenso del paziente è fondamentale e quindi vengono avvertiti che, a nostro avviso, hanno un rischio maggiore di recidiva delle vene varicose delle gambe in futuro. A condizione che accettino questo noi procediamo a trattarli come richiedono.

La nostra esperienza è che la maggior parte inizia ad avere vene varicose recidive nelle gambe derivanti dal bacino dopo 1-3 anni.

Quando si presentano ai meeting internazionali, alcuni medici suggeriscono che nei pazienti con vene varicose delle gambe associate ad un comprovato reflusso venoso pelvico, potrebbe essere meglio trattare prima le vene varicose delle gambe. Quindi suggeriscono che tratteranno il reflusso venoso pelvico solo se il paziente successivamente mostrerà vene varicose recidive.

In effetti, questa idea è stata recentemente avanzata dal dott. Rosenblatt in un commento su un nostro documento di ricerca sugli uomini con vene varicose alle gambe con associato reflusso venoso pelvico, nella rivista "Phlebology". Come ho risposto in una lettera all'editore, e come replico a tali commenti agli incontri internazionali, benché questa cosa sembri sensata ai medici, la maggior parte dei pazienti non sono d'accordo quando si rendono conto di cosa significa per loro. Quindi i pazienti si sottopongono prima a trattamenti per le vene varicose delle gambe, e poi quando le vene varicose delle gambe si ripresentano, non solo devono subire l'embolizzazione della vena pelvica, ma devono anche farsi curare le vene varicose delle gambe una seconda volta!

Naturalmente, se il paziente accetta questo come probabile risultato dell'iniziale strategia, allora non è un problema. Devono essere felici di acconsentire a quel processo, compresa l'accettazione del tempo, dei costi e dei rischi di una seconda procedura delle vene varicose. La mia preferenza personale è dare il migliore trattamento la prima volta, con il minor rischio possibile di recidiva in futuro. Tuttavia, fino a quando non saranno stati effettuati studi randomizzati controllati (ammesso che lo saranno mai) i pazienti devono essere informati di entrambi i possibili percorsi in anticipo e devono acconsentire ai pro e ai contro di qualunque strada decidano di prendere.

Dopo averlo esaminato in dettaglio, ovviamente la maggior parte dei medici che tratta le vene varicose non controlla nemmeno il reflusso venoso pelvico nei loro pazienti. Pertanto, non offrono l'embolizzazione delle vene pelviche poiché né il medico né il paziente conoscono la presenza del reflusso venoso pelvico. Pertanto, i pazienti non devono mai preoccuparsi se acconsentire o meno all'embolizzazione, ma viceversa è uno dei principali motivi per cui i pazienti hanno ancora alti tassi di recidiva dopo la chirurgia delle vene varicose!

Risultati a lungo termine ed effetti sulla fertilità

Presso la The Whiteley Clinic abbiamo eseguito l'embolizzazione delle vene pelviche per 20 anni. Sebbene 20 anni rappresentino un lungo periodo per gli esseri umani, in ambito medico è un periodo piuttosto breve. Nonostante le nostre ricerche abbiano risposto a molte domande, il fatto che pochi medici stiano affrontando questo problema e il suo trattamento, significa che non disponiamo di molti dati per esaminare tutte le sfumature della condizione.

Due delle domande più comuni che vengono poste di frequente riguardano gli effetti a lungo termine delle spirali e gli effetti sulla fertilità rispetto alla procedura di embolizzazione con spirali delle vene ovariche.

Per quanto riguarda i risultati a lungo termine, abbiamo pubblicato uno studio su una serie di pazienti che abbiamo seguito per otto anni dopo la loro embolizzazione. Abbiamo evidenziato una chiusura eccellente delle vene trattate, con la comparsa di un nuovo reflusso venoso pelvico sviluppato in vene precedentemente normali. Le percentuali riscontrate sono in linea con quanto ci si aspetterebbe nel naturale deterioramento riscontrato nelle persone inclini a sviluppare vene varicose. Non sono emerse prove di alcun effetto dannoso a lungo termine derivante dalla presenza delle spirali nel corpo.

Per quanto riguarda la fertilità, molte donne sono preoccupate che l'embolizzazione della vena ovarica possa influenzarne la funzione. Effettivamente, basta un attimo di riflessione sulla fisiologia per capire che questo approccio è scorretto. Le ovaie ricevono il loro apporto di sangue dalle arterie ovariche, le quali non sono interessate dall'embolizzazione delle vene pelviche.

Tuttavia, ciò che accade in realtà è diverso. Il sangue venoso non è portato via dalle ovaie, ma invece, a causa del reflusso nella vena ovarica incompetente, il sangue venoso rimane nelle vene dilatate attorno all'ovaio. Circondare l'ovaio con la stasi venosa può essere solo dannoso per la funzione ovarica.

Pertanto, è probabile che, nelle pazienti con un grave reflusso venoso pelvico e varicoceli ovarici, l'embolizzazione migliori la funzione ovarica. Inoltre, siccome il dolore durante un rapporto sessuale (dispareunia profonda) è uno dei sintomi pelvici interni della sindrome da congestione pelvica dovuto a disturbi venosi pelvici (1A), il trattamento delle vene pelviche e la risoluzione di questo dolore probabilmente migliorerà le possibilità di rimanere incinta.

Conclusioni e ultime riflessioni

È molto frustrante per i pazienti che soffrono di dolore pelvico cronico e di altri sintomi e segni della sindrome da congestione pelvica, che ci siano così pochi medici specializzati in malattie venose interessati a saperne di più su questa condizione comune.

Come ho già scritto in questo libro, ciò significa che in tutto il mondo, milioni di donne vengono ignorate o vengono dati loro consigli e trattamenti sbagliati. Stiamo scoprendo sempre più che questo è probabilmente vero anche per gli uomini.

Abbiamo dati abbastanza buoni per mostrare che tra il 13 e il 40% delle donne che frequentano cliniche ginecologiche con dolore pelvico cronico hanno una sindrome da congestione (PCS) dovuta a disturbo venoso pelvico (PVeD). Questo significa che potrebbero essere curate con i giusti esami clinici e i giusti trattamenti. Invece a queste pazienti spesso viene diagnostica l'endometriosi o viene detto loro che non c'è niente di sbagliato.

Poiché la maggior parte dei medici che trattano le vene varicose delle gambe non guardano né trattano il reflusso venoso pelvico, 1 donna su 6 e 1 uomo su 30 ottengono valutazioni e trattamenti inadeguati delle vene varicose delle gambe, avendo poi una probabilità molto più alta di recidiva.

Miglioramenti nella comprensione dei disturbi venosi pelvici e possibili nuove indagini e trattamenti, aumenteranno le possibilità di trattamenti migliorati per le emorroidi, con un basso tasso di recidiva in futuro. C'è anche la possibilità di trattamento di alcune forme di disfunzione erettile, proprio dietro l'angolo.

Complessivamente, anche con le conoscenze che abbiamo al momento, milioni di persone non ottengono sollievo dai sintomi e dai segni della sindrome da congestione pelvica perché la conoscenza presente in questo libro non è ampiamente diffusa nella comunità medica e la maggior parte dei medici sono generalisti e non vanno a convegni specialistici.

Una recente pubblicazione dall'Inghilterra del Prof Bruce Campbell ha mostrato quanto poco questo sia compreso dai chirurghi vascolari. Lui e i suoi colleghi hanno dimostrato che una percentuale di medici che trattano le vene varicose alle gambe non credono che il reflusso venoso pelvico abbia qualche effetto sulle vene varicose delle gambe o, se ci credono, non fanno nulla per indagare o trattarlo. Anche in coloro che lo trattano, la stragrande maggioranza tratta meno di 10 casi all'anno. In nessun'altra area della medicina questo sarebbe considerato un numero accettabile per sostenere un'esperienza sufficiente per fare un buon lavoro.

Alle conferenze internazionali, le lezioni sono ancora tenute da invitati "esperti" che diffondono informazioni e affermazioni chiaramente errate. Una delle più comuni è che la sindrome da congestione pelvica sia una condizione riscontrata solo nelle donne che hanno avuto figli! Ogni volta mi alzo e chiedo all'"esperto" come spiegano il varicocele negli uomini, dato che, per quanto ne so, pochissimi uomini ne hanno avuti! È più facile evidenziare tutte le centinaia di donne trattate con successo che non hanno mai avuto figli.

Il problema quando c'è qualche lacuna nella conoscenza medica autorevole è che molte persone con interessi diversi, ma nessun dato di ricerca effettivo, tende a influenzare i processi di pensiero in modo differente.

Con l'avvento dei social media, questo diventa un grosso problema poiché è estremamente facile creare un gruppo online e pubblicare opinioni come se fossero fatti. Se i pazienti che soffrono di questa condizione non ricevono un buon consiglio medico, potrebbero accettare queste opinioni come verità, specialmente se i post sono frequenti e formulati in modo deciso.

I pazienti ben intenzionati che si impegnano in queste attività perché hanno avuto esperienze negative meritano tutto il mio sostegno nel cercare di convincere i medici ad ascoltarli e a fornire cure adeguate.

Tuttavia, tra queste persone ben intenzionate, ci sono molte altre con interessi diversi di cui il pubblico deve essere molto cauto.

Alcuni sono ovvi, come coloro che offrono "cure miracolose" disponibili su Internet come rimedi erboristici, compresse o tè. Dopo aver letto questo libro, spero che tu sia ben consapevole del fatto che nessuna di queste soluzioni influenzerà in modo significativo il reflusso venoso o le rare compressioni venose.

Attualmente, mi preoccupano particolarmente i rapporti di interventi chirurgici aperti per "compressioni" multiple delle vene pelviche e addominali, che promettono cure miracolose. C'è persino una lezione di un medico tenuta durante un convegno internazionale che è stata pubblicata su Internet.

Tuttavia, non è possibile trovare dati in riviste autorevoli sottoposte a revisione "tra pari" per questo approccio e, al momento di andare in stampa con questo libro, non ci sono risultati sottoposti a revisione paritaria e nessuna complicanza citata. Sono a conoscenza di almeno un paziente che è morto dopo aver avuto questo tipo di chirurgia aperta, eppure questo paziente non compare in nessuna presentazione che ho visto finora.

Qualsiasi persona che abbia sintomi o segni di sindrome da congestione pelvica ha bisogno di ottenere quante più informazioni possibili sulla sua condizione, e quindi di valutare tutte le fonti autorevoli. Qualunque fonte scientifica adeguata dovrebbe essere in grado di sostenere le argomentazioni con propri articoli di ricerca, pubblicati su riviste con revisione paritaria.

Per quanto riguarda i medici, è chiaro che la posizione attuale dove la maggior parte dei medici non capisce o non conosce la congestione pelvica dovrebbe essere modificata, e questo dovrebbe essere insegnato come parte di schemi di formazione. Quelli di noi che sono impegnati nella valutazione e nel trattamento dei pazienti dovrebbero essere tutti formati con corsi di formazione riconosciuta come quelli che abbiamo organizzato presso "The Whiteley Clinic" e attraverso il College of Phlebology.

I medici che indagano e trattano pazienti con sindrome da congestione pelvica dovuti a disturbi venosi pelvici dovrebbero lavorare in gruppi dove i risultati siano conservati, analizzati e pubblicati. Eventuali complicazioni o risultati avversi devono essere discussi e le relative lezioni apprese. Come per tutte le condizioni mediche, i dottori che eseguono meno di 10 casi all'anno dovrebbero unirsi a unità in cui possono aumentare la loro esperienza o indirizzare i pazienti verso unità che eseguono numeri più elevati e che hanno supporto, backup ed esperienza.

Abbiamo istituito l'International Venous Registry attraverso il College of Phlebology. Ciò consente a qualsiasi medico che sta curando pazienti con disturbi venosi pelvici a presentare le proprie esperienze, in modo che la loro pratica e i loro risultati possano essere confrontati con altri medici nel mondo che trattano lo stesso tipo di pazienti. Questo registro include tutte le informazioni sul trattamento, la valutazione del medico sui risultati e, soprattutto, l'esito riportato dal paziente.

Il registro invia regolarmente e-mail ai pazienti per verificare che abbiano avuto un buon risultato ma, a differenza di molti siti web che valutano il grado di soddisfazione, continua a farlo nel corso degli anni per verificare quali tassi di recidiva derivano da medici diversi e da tecniche diverse. Bisognerebbe consigliare ai pazienti di cercare il logo del Registro Venoso del College of Phlebology sul sito web di qualsiasi medico o semplicemente di accedere al sito web del College of Phlebology (www.collegeofphlebology.com) dove tutti i medici che sono attivamente coinvolti nel registro sono elencati.

Continuare la ricerca sulla sindrome da congestione pelvica e sui disturbi venosi pelvici, insieme ai dati del registro, farà si che i pazienti ottengano migliori diagnosi e risultati a lungo termine.

Spero che questo libro ti sia stato utile, sia che tu sia un paziente o un operatore sanitario, e ti stimoli a interessarti maggiormente a quest'area affascinante.

Se sei un paziente ti aiuterà a identificare il percorso migliore per i tuoi esami e i trattamenti, fornendoti le informazioni necessarie per capire se stai ricevendo le cure ottimali. Ti fornirà conoscenze che ti permetteranno di porre domande pertinenti nel caso tu ritenga di non averle.

Se sei un operatore sanitario, dovrebbe aiutarti a capire quali sono attualmente gli esami e i trattamenti ottimali, e a darti un quadro razionale del perché trattiamo attualmente la sindrome da congestione pelvica in questo modo.

Sarò molto felice di essere contattato e di fornire un elenco di riferimenti a qualsiasi parte interessata.

Mark Whiteley, settembre 2019

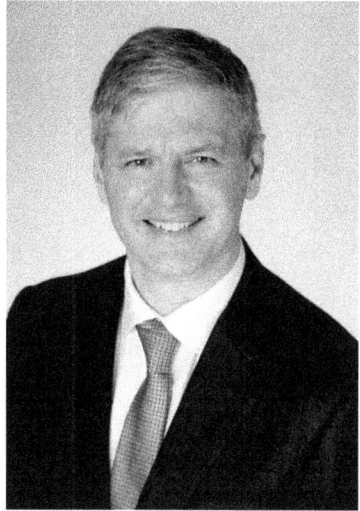

Circa l'autore

Il Prof Mark S Whiteley è un esperto riconosciuto a livello internazionale delle malattie venose inclusa la sindrome da congestione pelvica correlata a disturbi venosi pelvici. È uno degli autori del recente Documento di Consenso Internazionale sulla Sindrome da Congestione Pelvica dalla UIP.

Mark ha eseguito il primo intervento chirurgico endovenoso per le vene varicose nel Regno Unito nel marzo 1999 e ha iniziato a fare ricerche sui disturbi venosi pelvici nel 2000. Ha fondato The Whiteley Clinic come centro di eccellenza nelle malattie venose nel 2002 e The College of Phlebology per condividere le sue conoscenze con i pazienti e altri operatori sanitari nel 2011.

Nel 2019 ha fondato il Registro del Collegio Internazionale di Flebologia di modo che i medici che aderiscono possano confrontare i loro risultati con altri medici che eseguono le stesse procedure e i pazienti possano vedere quali professionisti medici stanno avendo risultati accettabili dai loro trattamenti.

Mark continua a lavorare per portare nuove idee e tecnologie ai pazienti venosi, per migliorare i risultati e ottenere i migliori risultati possibili.

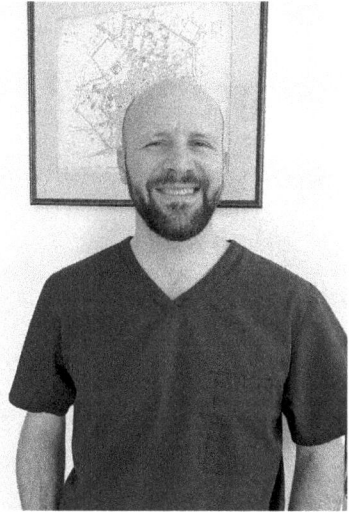

Tradotto da Dr Gabriele Bertoni, MD, PhD, MCPhleb

Il Dott. Gabriele Bertoni è un rinomato flebologo e chirurgo vascolare italiano. Ha completato il training specialistico a Milano, dopo aver trascorso più di quattro anni nel dipartimento di Chirurgia Cardio-vascolare di Oxford, in Inghilterra. Nel 2009 ha introdotto nella sua pratica clinica la termoablazione safenica e la microchirurgia ambulatoriale in anestesia locale per i problemi venosi. Da allora non ha più eseguito interventi "classici" di stripping venoso.

Ha conosciuto il professor Whiteley nel 2012, e successivamente ha collaborato con lui, lavorando alla The Whiteley Clinic di Londra per otto anni, dal 2012 al 2020. E' membro delle maggiori società scientifiche flebologiche italiane ed europee, ed è Senior Lecturer del College of Phlebology.

Negli ultimi anni, oltre alla consolidata attività clinica di flebologo nel panorama italiano, e milanese in particolare, si è dedicato all'insegnamento della flebologia a medici in formazione specialistica, con particolare attenzione alla patologia venosa pelvica.

www.ingramcontent.com/pod-product-compliance
Lightning Source LLC
Chambersburg PA
CBHW062006200326

41519CB00017B/4691